Heidi Sykora

FIT AKTIV MIT HEIDI SYKORA

Mag. Heidi Sykora

FIT AKTIV MIT HEIDI SYKORA

Für Jung und Junggebliebene
Übungsprogramme zur Verbesserung
Ihrer Lebensqualität
Gut erklärt in Wort und Bild,
mit Links zu Übungsvideos

Mit Beiträgen von Doris Mersits
Fotos und Videos von Paul Unmuth

Umwelthinweis:

Dieses Buch und der Schutzumschlag wurden auf chlorfrei gebleichtem Papier gedruckt. Die Einschrumpffolie – zum Schutz vor Verschmutzung – ist aus umweltverträglichem und recyclingfähigem PE-Material.

1. Auflage

Umschlaggestaltung: Davor Kujundzic, unter Verwendung eines Fotos von Paul Unmuth
Satz und Layout: Davor Kujundzic
Lektorat: Mag. Ingrid Salner-Gridling
Verlagslogo: © Padhi Frieberger
Druck und Bindung: Finidr
ISBN: 978-3-904123-66-2
Printed in the EU

INHALT

VORWORT

Dies ist nicht „nur“ ein Buch:
Es kann viel mehr: Erklären zum Beispiel – mit kurzen Videosequenzen.
Oder Ihre Fragen beantworten – wenn Sie mir schreiben. Lassen Sie uns kommunizieren!

Gehen Sie durch die Tür der weiten Welt der Bewegung und erleben Sie diese, so vielseitig, transparent und gut erklärt wie nur irgendwie möglich. Hier liegt die Zukunft der „bewegten Bücher“.

Sie wollen wissen, WAS sie WANN und WIESO machen sollen, um Ihr selbstdefiniertes Bewegungsziel zu erreichen? Alles ist möglich, denn solange wir leben, passt sich unser Körper den Anforderungen an.

Finden Sie hier Ihr individuelles ZIEL und den WEG dorthin. Dieses Buch ist sowohl geeignet für jene, die sich am liebsten überhaupt nie bewegen würden, wie auch für Sportliebhaber und alle, die irgendwo zwischen diesen beiden Extremen liegen.

Sie möchten gleich loslegen? Dann blättern Sie weiter zum Übungsteil.
Wenn Sie mehr über die Hintergründe des Trainings bzw. die Sendung wissen wollen, dann zahlt es sich aus, auch die Randkapitel zu lesen. Mich selbst lernen Sie im letzten Teil besser kennen.

Erleben Sie Bewegung neu und anders, haben Sie Freude an dem, was Sie tun – denn nur wer weiß, warum er etwas tut, wird dies auch länger machen und seine Ziele erreichen. Ich erwarte Sie auf den nächsten Seiten!

INFORMATIVES

Was Sie wissen sollten, bevor Sie beginnen

Kennen wir einander schon? Sind Sie Teil meiner treuen Fernsehturnfamilie, die sich täglich vor dem TV-Gerät einfindet, oder begegnen wir einander hier rein zufällig?
Es wäre unhöflich, mich nicht vorzustellen, auch gegenüber jenen, die jeden Morgen mit mir teilen:
Mein Name ist Heidi Sykora, ich bin Sportwissenschaftlerin und der kreative Bewegungsteil der Sendung „Fit Aktiv für Junggebliebene", die täglich auf ORF Sport+ ausgestrahlt wird. Seit etwa eineinhalb Jahren turne ich in bisher über 100 Folgen mit einer Kleingruppe – bestehend aus einem Prominenten und einem Hobbysportler – an wunderschönen Plätzen überall in Österreich.
Die Idee zu dieser Sendung entstand im ersten Lockdown, weil während dieser Zeit niemand die Möglichkeit hatte, an einem Gruppentraining teilzunehmen. Einzige Alternative: Bücher und das Internet – für viele eine große Hürde. Auch das gesellschaftliche Erlebnis des Miteinander-Turnens oder -Redens haben manche schmerzlich vermisst – und so kam mir die Idee zu diesem Sendungskonzept.

Ich arbeite seit über 20 Jahren im Bereich der Trainingstherapie und konnte hier vor allem eines: viel Erfahrung sammeln, die ich gerne mit Ihnen teilen möchte.

Im Grunde spaltet sich die Menschheit in zwei Lager: Jene, die sich oft und gerne bewegen – deren Tag ohne Sport unvollkommen ist –, und andere, die das gerade nicht wollen, die nie wieder trainieren würden, wenn Bewegung nicht diesen positiven Effekt hätte.
Dennoch haben beide Gruppen eines gemeinsam: Sie wollen wissen, wie sie am schnellsten an ihr Bewegungsziel kommen können. Die einen, um noch leistungsfähiger zu werden, und die anderen, um möglichst schnell wieder aufhören zu dürfen. Beide Extreme sind für den Therapeuten eine große Herausforderung.

Sehr oft werde ich gefragt, wie lange denn diese Übungen jetzt durchzuführen sind. Meine Antwort – „lebenslang" – ist für viele ein Schock. Genau hier liegt für mich ein großer Anreiz, ein persönliches Ziel. Wie erfinde ich Bewegung neu, wie erkläre ich Übungen so, dass der Funke überspringt und ein Feuer entfacht?
Am besten mit ehrlichen Worten und einem genauen Plan zum Erfolg. Denn derjenige, der sich noch nie systematisch bewegt hat, kann ein wahres Wunder erleben. Genau hier liegt auch die Chance, aus einem chronischen Bewegungsmuffel zumindest einen „Bewegungsminimalisten" zu machen.

Extremsportler müssen manchmal umgelenkt werden, denn weniger ist oft mehr. Es geht nur darum, den richtigen Weg zu finden und nicht über das Ziel hinauszuschießen. Auch bei dieser Gruppe sind große Überraschungen möglich, denn effizient zu arbeiten heißt auch, dann Kraft zu haben, wenn man sie braucht.

In diesem Buch geht es um Gesundheit durch und mit Bewegung und um das Training als solches, dessen Grundlagen und Methoden. Die Übungsprogramme des Mittelteils decken einen Großteil der mir bekannten Anforderungen des Bewegungsapparates ab und sind mein Erfahrungsschatz aus über 20 Jahren Therapie und Training.
Jedes Kapitel hat einen bestimmten Schwerpunkt, den man gezielt wählen kann. Es können aber auch einzelne Übungen herausgenommen und immer wieder neu zusammengesetzt werden.
Hier handelt es sich um Training im Kraftausdauerbereich, das gegebenenfalls auch von einem anschließenden Ausdauertraining begleitet werden kann.
Das bringt uns gleich zu einer wichtigen Frage:

Was genau ist Training, welche Arten gibt es, und was passt zu mir?

Vereinfacht gesagt, versteht man unter Training den Vorgang des Setzens neuer Reize, die den Körper zu einer Adaption zwingen und so zu einer Leistungssteigerung führen.
Dieser Satz erklärt eigentlich schon viele Grundprinzipien, denn er beinhaltet alle Voraussetzungen, die eine sportliche Aktivität haben sollte:

1. **Intensität:** Die Bewegung, die wir durchführen, muss uns fordern und über den gewohnten Bereich hinaus aktivieren. Auf verschiedensten Ebenen: Das kann einerseits das Tempo sein, andererseits aber durchaus der Krafteinsatz und die Dauer. Auch die Ökonomie einer Bewegung spielt hier eine Rolle. Wenn ich beispielsweise eine neue Tätigkeit aufnehme, werden die technischen Anforderungen oft muskuläre Folgen oder Auswirkungen auf das Herz-Kreislaufsystem haben.
   Ein Beispiel aus der Praxis: Jonglieren ist für den Fortgeschrittenen nur dann wirklich anstrengend, wenn er neue Elemente lernt. Seine Herzfrequenz ist eher ruhig, und die muskuläre Anstrengung hält sich in Grenzen. Der Anfänger muss sich sehr oft nach den Bällen bücken und gerät beim Versuch, die durch die Luft fliegenden Bälle unter Kontrolle zu halten, ins Schwitzen. Die Folge: Hohe Herzfrequenz und am nächsten Tag unter Garantie ein

Muskelkater im Gesäß aufgrund des ständigen Bückens. Nach einigen Wochen des regelmäßigen Übens merkt man, dass man ruhiger wird, sich besser auf die Bälle konzentrieren kann und auch keine muskulären Begleiterscheinungen mehr hat. Gleichzeitig fällt dem aufmerksamen Beobachter auf, dass das tägliche Stiegensteigen nicht mehr so anstrengend ist und auch die Reaktion im Alltag besser wird. Was ist passiert?

Der Körper hat sich an den überschwelligen Bewegungsreiz angepasst und sich in einem bestimmten muskulären Bereich verbessert. Auch in der Koordination und Reaktion hat sich einiges getan. Überdies hat eine Umlegung dieser Fähigkeiten in andere Lebensbereiche stattgefunden, was die Wichtigkeit des Trainings für uns alle unterstreicht.

Ein anderes Beispiel: Viele Menschen sind täglich auf derselben Laufstrecke im selben Tempo unterwegs, oder gehen 365-mal im Jahr dieselbe Runde mit dem Hund. Sie fühlen sich wohl dabei, fit und gesund. Aber es kommt zu keiner Leistungssteigerung oder Veränderung des körperlichen Ist-Zustandes. Das kann auch den Faktor Schmerz oder Gewicht betreffen. Warum?

Der Körper hat sich längst an die immer gleichen Anforderungen gewöhnt und sieht keine Veranlassung, weitere Adaptionen herbeizuführen.

„Besser als nix, oder?“, höre ich dann meistens. „Schade“, sage ich, „denn mit wesentlich weniger Aufwand wäre viel mehr möglich.“

Wie? Anstatt 60 Minuten auf der Ebene dahinzutraben, könnte man zum Beispiel ein paarmal kurz das Tempo wechseln oder auch die Steigung. Sogar ein anderer Untergrund beeinflusst den Trainingseffekt. Man könnte Asphalt gegen unebenen Waldboden tauschen, oder auch kurz anhalten und ein paar Sprünge oder Kniebeugen einbauen. Das Training darf auch manchmal kürzer sein, abhängig von der Intensität. Man wird sich vermutlich besser fühlen – irgendwie wacher und aktiver. Nach ein paar Wochen wird man dieselbe Laufstrecke in wesentlich kürzerer Zeit oder mit niedrigerer Herzfrequenz bewältigen. Das ist Adaption durch Training.

Warum macht das dann nicht jeder?

Weil es Konzentration erfordert, und Vorbereitung. Sport ist für viele Menschen Ausgleich, gut zum „Abschalten“ und „Runterkommen“, und hat in dieser Funktion auch seine Berechtigung. Es hängt wie immer davon ab, was ich mir erwarte. Um besser zu werden und etwas zu verändern, muss meine Trainingsintensität daher eine gewisse Schwelle überschreiten. Geeigneter Messparameter hierfür ist immer die Herzfrequenz. Mittels Leistungstest am Fahrrad oder am Laufband können individuelle Schwellen ermittelt werden, die für den begeisterten Hobbysportler sicher sinnvoll sind. Zusammengefasst heißt das: Wer immer dasselbe macht, tut seiner Gesundheit sicher etwas Gutes, wird sich aber nicht verbessern.

2. Dauer: Die oben beschriebene Betätigung sollte über einen längeren Zeitraum durchgehalten werden. Dieser kann auch, je nach Belastung, variieren. Je höher die Intensität, desto kürzer kann die Belastung sein und umgekehrt.

3. Häufigkeit: Trainingsreize sollten regelmäßig und bewusst gesetzt werden. In der Praxis bedeutet das, die Belastungspausen sollten weder zu lang noch zu kurz sein. Einmal in der Woche turnen zu gehen, bringt sicher wenig. Jeden Tag eine Marathondistanz zu laufen jedoch auch.
Genauer erklären lässt sich dies mit dem Prinzip der Superkompensation: Wir starten unser Training auf einem gewissen Leistungsniveau, das im Zuge der Belastung und mit zunehmender Ermüdung abfällt. Während wir Pause machen, geschieht in unserem Körper etwas ganz Wesentliches: Er adaptiert, und das Leistungsniveau steigt bis zu einem gewissen Punkt über den Ausgangswert hinaus. Setzen wir genau hier den richtigen Trainingsreiz, so wird das Leistungsniveau ständig weiter ansteigen. Warten wir zu lange, dann sinkt es wieder auf den Ausgangswert oder darunter ab. Belasten wir jedoch zu früh, so unterbrechen wir die Adaptionsphase, und das Leistungsniveau steigt nicht so hoch, wie es eigentlich möglich wäre.
So werden wir nie besser.
Wie oft soll ich also trainieren, und ist tägliches Training dann überhaupt richtig?
Das kommt darauf an, was ich mache. Jeden Tag Maximalkraft zu trainieren wäre genauso sinnlos, wie vormittags einen Marathon zu laufen und nachmittags Bergsteigen zu gehen.
Heute eine kleine Wanderung zu machen, morgen eine Runde mit dem Rad zu fahren und übermorgen Tennis zu spielen ist sicher sportlich wertvoller. Genauso wie am Morgen zu laufen und am Abend zu turnen.
Grundsätzlich geht es darum, intensivere mit weniger intensiven Belastungen zu kombinieren, bzw. Sportarten aufeinander folgen zu lassen, deren Anforderungen unterschiedlich sind, oder nach Höchstbelastungen eine Pause einzulegen.

Wer es genauer wissen möchte, kann sich von einem Sportwissenschaftler beraten lassen. Für den Gesundheitssportler reichen sehr oft Erfahrung und ein gewisses Körpergefühl. Trotzdem kommen auch hier die eingangs erwähnten beiden Bewegungslager sehr häufig vor.

Zusammenfassung:
Training bedeutet, sowohl in der Therapie als auch im sportlichen Bereich Reize zu setzen, die eine Adaption im Körper hervorrufen. Um diese bestmöglich und effizient zu erreichen, soll unsere Bewegung an Intensität, Dauer und Häufigkeit das normale Level, an das der Körper gewöhnt ist, überschreiten.

Wir wissen also jetzt, **WIE** wir trainieren sollen. **WAS**, bzw. **WELCHE** Trainingsarten gibt es?

Trainingsarten des Sports und deren Grundlagen

Bevor wir zu den einzelnen Arten des Trainings kommen, möchte ich die Grundlagen dazu erklären. Man unterscheidet zwischen Fähigkeiten und Fertigkeiten.

Fähigkeiten: Kraft, Ausdauer, Schnelligkeit, Koordination und Beweglichkeit sind angeboren und dienen als Voraussetzung zum Erwerb der Fertigkeiten.

Fertigkeiten: Kriechen, Gehen, Laufen, Hüpfen, Springen, Balancieren, Heben, Tragen, Ziehen, Schieben, Klettern, Steigen, Wälzen, Rollen, Werfen und Fangen.

Fällt Ihnen etwas auf? Fertigkeiten werden mit Hilfe von Fähigkeiten erworben, und diese sind in Ihrer Veranlagung sehr unterschiedlich gewichtet, bzw liegt der Schwerpunkt bei jedem Menschen Irgendwo anders. Dieses „Talent" bekommen wir sozusagen in die Wiege gelegt. Besonders deutlich wird das in der Beobachtung des Bewegungsverhaltens von Kindern, die noch nicht durch Bewegungserziehung geprägt worden sind.

Ein Beispiel aus meinem Privatleben als Mutter von Zwillingen: Meine Tochter hat mich bereits im Windelalter mit ihren Kurzsprints ans Limit gebracht. Heute ist sie eine schnelle Slalomfahrerin geworden und nebenbei in schnellkräftigen Sportarten sehr begabt. Ihre dominante Fähigkeit ist daher die Schnelligkeit.
Mein Sohn hat das Fahren des Laufrades gleichzeitig mit dem Gehen erlernt, niemals hat ihm jemand gezeigt, wie man wirft und fängt, Fahrrad fährt, Tennis spielt bzw. auf einem Ball steht, ohne hinunterzufallen. Seine koordinativen Fähigkeiten haben ihm bis heute das Erlernen jeder komplexen Sportart sehr erleichtert.
Wo liegen Ihre dominanten Fähigkeiten? Denken Sie nach!

Warum frage ich das? Weil ich Sie genau dort abholen möchte, um Sie zu einer Bewegungsform zu bringen, die Ihnen persönlich entspricht und in der Sie sich vermutlich wohlfühlen werden.
Fähigkeiten sind trainierbar, jedoch in ihrer „Gewichtung" von Geburt an festgelegt. Wenn Schnelligkeit dominant ist, müssen auch Ausdauer und Koordination trainiert werden, um zum Beispiel in Ballsportarten erfolgreich sein zu können. Denn hier ist beides gefordert.

Haben Sie schon einmal Lust gehabt, eine bestimmte Sportart zu erlernen und sich dabei viel leichter getan als andere? Dann beinhaltet womöglich genau diese Bewegungsart ihre dominanten Fähigkeiten.
Auch das Gegenteil kann der Fall sein.
Es gibt beispielsweise Menschen, die weder Tanzen noch Tennis spielen können oder Golfen. Aber sie sind exzellente Radfahrer und gute Läufer,

weil sie nicht so gut ausgeprägte koordinative Fähigkeiten haben, dafür aber in den Bereichen Ausdauer und Kraft talentiert sind.
Beobachten Sie sich selbst, das kann sehr interessant sein!

Unser Training basiert also auf Fähigkeiten, aus denen sich gewisse Fertigkeiten bilden. Wer seine Fähigkeiten konsequent verbessert und talentgemäße Sportarten ausübt, wird einen raschen Fortschritt erzielen und viel Freude an der Bewegung haben.

Arten des körperlichen Trainings:

Ausdauer versus Kraft:

1. **Ausdauertraining:**
Darunter versteht man jede Art von Bewegung, die eine positive Auswirkung auf das Herz-Kreislaufsystem hat. Steuerungsparameter dieser Trainingsart ist die Herzfrequenz. Diese sollte zwischen 60 und 75 % der maximalen Herzfrequenz liegen und kann mittels Leistungstest beim Facharzt oder Sportwissenschaftler ermittelt werden.
Dieses Training hat einen positiven Effekt auf unseren Stoffwechsel und steigert unsere Belastbarkeit und Gesundheit. Beispiele für aerobes Ausdauertraining sind: Laufen, Radfahren, Schwimmen, Wandern, Walken und generell länger andauernde zyklische Bewegung. Um sich in der Ausdauer zu verbessern, gibt es mehrere Methoden:

Dauermethode:
gleichmäßige Bewegung, die über einen längeren Zeitraum durchgeführt wird.
Fahrtenspiel:
Variieren des Tempos bzw. der Belastungsintensität der zyklischen Bewegung. Dies ergibt sich meistens durch das Bewegen in freiem Gelände.
Extensive Intervalle:
Bewegung mit geringer bis mittlerer Intensität über einen gewissen Zeitraum mit kurzen Pausen. Der Wechsel aus Belastung und Pause führt zur Adaption des Herz-Kreislaufsystems. Bei dieser Trainingsform dominieren hauptsächlich die Fähigkeiten Kraft und Ausdauer.

2. **Kraft- und Beweglichkeitstraining:**
Krafttraining schafft bessere Voraussetzungen für bestimmte Sportarten und dient der Gesundheit und dem optischen Erscheinungsbild. Hier werden muskuläre Dysbalancen ausgeglichen und somit Haltungsschwächen und Gelenkschmerzen gemildert.
Krafttraining führt außerdem zur Verbesserung der sportartspezifischen Leistungsfähigkeit. Auch hier unterscheidet man verschiedene Trainingsarten, wie zum Beispiel:
Maximalkrafttraining:
Kommt im Anfängerbereich nicht vor und dient der Leistungsverbesserung in vielen Sportarten, da ein hohes Maximalkraftniveau auch Grundvoraussetzung für die Verbesserung der Schnelligkeit ist. Hier werden wenige Wieder-

holungen mit einer maximalen Last und langen Serienpausen durchgeführt. Schnellkraft und Reaktivkraft stehen ebenfalls in diesem Zusammenhang.

Kraftausdauer:
Ein Großteil der folgenden Kapitel beinhaltet Übungen aus dem Kraftausdauertraining. Dieses hat sowohl einen positiven Einfluss auf unsere Ausdauer als auch auf die Gesundheit und das körperliche Erscheinungsbild.

Charakteristisch für das Kraftausdauertraining sind viele Wiederholungen einer Übung mit eher kurzen Serienpausen. In der Regel spricht man von 20 bis 30 Wiederholungen, 1- bis 2-minütigen Pausen und 3 bis 5 Übungsdurchgängen pro Muskelgruppe.

Wichtig ist auch hier die Intensität einer Übung. Wenn am Ende eines Durchgangs weitere Wiederholungen möglich wären, so sollte die Intensität der Übung gesteigert werden. Das heißt: mehrere Wiederholungen, höheres Tempo, instabile Unterlagen oder zusätzliches Gewicht. Man spricht nur dann von Krafttraining, wenn man in eben diesem Bereich gefordert ist. Alles andere fällt unter den Begriff regeneratives Training und Stabilisierung.

Mit zunehmendem Alter oder nach längerer verletzungs- oder krankheitsbedingter körperlicher Inaktivität hat das Krafttraining eine noch größere Bedeutung. Wenn wir nichts dagegen unternehmen, schwindet unsere Muskulatur schnell dahin. Was anfangs als willkommener Gewichtsverlust registriert wird, entpuppt sich bei näherem Hinschauen als Muskelatrophie. Vor dem Spiegel kommt dann oft das böse Erwachen, denn die Oberarme beugen sich der Schwerkraft genauso wie das Gesäß. Oder das Bein gleicht nach der Gipsabnahme eher einem Storchenbein als dem eines durchtrainierten Menschen. Völlige Inaktivität bei Verletzungen oder fehlendes Krafttraining, gepaart mit eiweißarmer Ernährung bei älteren Menschen, führen zu diesem Erscheinungsbild. Aber das muss nicht sein, wenn wir rechtzeitig dagegen arbeiten.

Zusammenfassung:
Wer über einen längeren Zeitraum Freude am Sport haben möchte, sollte in einem Bereich aktiv werden, der seinen dominanten Fähigkeiten entspricht. Um sich zu verbessern, muss das Training in Intensität, Dauer und Häufigkeit variieren. Wie immer gilt: Einseitigkeit ist selten gut. Daher empfehle ich dem Kraftsportler ausgleichende Ausdauereinheiten und dem Ausdauersportler ergänzendes Krafttraining.

Wer zuerst über seine Talente und die Lebensart nachdenkt und dann das Training dementsprechend wählt, wird länger Spaß haben und erfolgreicher sein.

Was Sie sich von diesem Buch erwarten dürfen:

- Mit der regelmäßigen Durchführung der Übungsprogramme schaffen Sie **optimale Voraussetzungen für das Ausüben diverser Sportarten** und optimieren Ihr körperliches Erscheinungsbild. Durch das Training kommt es zu einem Anstieg der Muskelspannung und einem Umbau von Fettgewebe in Muskulatur.
- Ferner können **muskuläre Dysbalancen**, die sehr oft Ursache für Schmerzen sind, **ausgeglichen** werden. In diesem Buch werden häufig vorkommende Beschwerdebilder des muskulären Systems behandelt, die Übungen sind mein Erfahrungsschatz aus vielen Jahren des therapeutischen Trainings und in dieser kompakten, zielgerichteten und vielseitigen Form bislang einmalig.
- Als **Einsteiger** würde ich Ihnen empfehlen, an mindestens drei Tagen in der Woche zu trainieren und möglichst Programme mit unterschiedlichem Inhalt zu wählen. Gerne können Sie in den Pausen zwischen den Einheiten ein Ausdauertraining durchführen oder sich im regenerativen Bereich bewegen. Wichtig ist, dass Sie die Übungen stets so genau und intensiv wie möglich durchführen. Wenn Sie sich nicht sicher sind, nutzen Sie die Möglichkeit des **Bewegungsvideos mittels QR-Code.**
- **Fortgeschrittene** können die Übungen als Ergänzung zu ihrem täglichen Training sehen und sie gerne in Dauer und Intensität verändern. Es besteht auch die Möglichkeit, eigene Programme aus den Basisübungen und den einzelnen Programmen zusammenzustellen. Werden Sie kreativ und versuchen Sie etwas Neues!
- Wer all dies befolgt, müsste innerhalb einiger Wochen eine deutliche **Veränderung** spüren. Diese kann sich in den verschiedensten Bereichen, wie **Gesundheit, Leistung oder Optik**, bemerkbar machen.

Ganz besonders würde ich mich über Ihre Erfahrungsberichte und Ihr Feedback freuen, meinen Kontakt finden Sie am Ende des Buches.
Wie immer gilt: **Viel Spaß bei den folgenden Übungen!**

ÜBUNGSTEIL

Grundsätzliches zum Übungsteil

Der folgende Teil bietet sehr viele Trainingsmöglichkeiten an. Eine Übungseinheit zu Hause kann auf verschiedene Arten durchgeführt werden, eines gilt jedoch immer: Führen Sie vor Übungsbeginn ein Mobilisierungsprogramm durch, das mindestens 5 Minuten lang sein sollte. Fühlen Sie sich in Ihren Körper hinein und erkennen Sie Schwerpunkte. Sollte beispielsweise Ihre Wirbelsäule vorbelastet sein oder sollten Sie vorhaben, ein Rumpftrainingsprogramm zu wählen, so muss auch der Schwerpunkt der Mobilisierungsübungen in diesem Bereich liegen.

Je nach Tagesverfassung darf dieses Aufwärmprogramm gerne auch einmal länger dauern. Diese einfachen zyklischen Bewegungen aktivieren nicht nur den Körper, sondern sind auch eine kleine Hilfe, um den „inneren Schweinehund" zu überwinden und in Bewegung zu kommen.

Danach bieten die Basisübungen zahlreiche Möglichkeiten, einzelne Körperpartien zu trainieren. Sie können jeden Tag anders zusammengestellt werden. Ich empfehle ein Training im Kraftausdauerbereich. Die Wiederholungsanzahl pro Übung sollte zwischen 20 und 30 liegen, die Pausen zwischen den einzelnen Serien sollten 1 bis 3 Minuten dauern. Je nach Belieben können von einer einzigen Übung 3 bis 6 Serien durchgeführt werden, ich persönlich empfehle aber den Wechsel. Konkret: Möchte ich meine Beine trainieren, so kann ich dieselbe Art der Kniebeuge öfter durchführen, oder ich wähle 3 unterschiedliche Arten und mache diese ein oder mehrere Male.

In den weiteren Kapiteln bietet dieses Buch verschiedene Übungsprogramme für ein möglichst effizientes Ergebnis. Diese Zusammenstellungen sind mein Erfahrungsschatz aus über zwanzig Jahren Bewegungstherapie.

Hier wird ganz bewusst auf die „Problemzonen" des Bewegungsapparates hingewiesen. Für Anfänger reicht ein Training 2- bis 3-mal pro Woche. Fortgeschrittene können diese Programme auch täglich durchführen.

Training ist nur dann wirksam, wenn es abwechslungsreich ist und der Körper sich an die Belastung anpassen muss. Bleiben Sie daher kreativ in der Auswahl der Programme und erhöhen Sie, sobald eine deutliche Verbesserung eingetreten ist, ohne Weiteres die Intensität, indem Sie die Bewegungsamplitude, das Tempo oder die Anzahl der Wiederholungen erweitern.

Nehmen wir wieder die Kniebeuge als Beispiel her: Anfangs können die 20 Wiederholungen vielleicht sogar eine Hürde sein. Nach einigen

Trainingseinheiten wären dann durchaus noch einige Wiederholungen mehr möglich. Sie können also einerseits die Anzahl erhöhen oder andererseits tiefer hinuntergehen bzw. die Übung wesentlich schneller durchführen. Sofort ist der Körper wieder gefordert und reagiert mit Anpassung.

Eine andere Möglichkeit des Variierens ist das Setzen verschiedener Bewegungsschwerpunkte, sprich die Auswahl unterschiedlicher Programme, verschiedenste Körperregionen betreffend. Beispiel: Heute kann der Schwerpunkt im Beinachsentraining liegen, übermorgen wählt man dann Übungen aus dem Rumpfbereich.

Zur genaueren Erklärung finden Sie bei den Übungen zahlreiche QR-Codes, die Sie zu Kurzvideos führen. Darin werden die Aufgaben genauer erklärt, denn es ist wichtig, dass Sie diese richtig durchführen. In den Bewegungsprogrammen werden größtenteils Variationen der Basisübungen verwendet und können bei Unklarheiten in diesem Teil genauer studiert werden.

Am allerwichtigsten aber ist, dass Sie Freude an der Bewegung haben oder im Laufe der Zeit finden, wenn sich erste Erfolge einstellen. Bei regelmäßiger richtiger Durchführung sollte dies schon nach einigen Wochen der Fall sein.

Zusammenfassung:

Ein Training soll immer mit einem mindestens fünfminütigen Mobilisierungsprogramm beginnen.

Wie oft sollen die Übungen wiederholt werden?

20- bis 30-mal

Wie viele Serien sollen gemacht werden, und wie lange ist die Pause zwischen den Serien?

3–6 Serien mit 1–3 Minuten Pause

Wie oft soll trainiert werden?

Anfänger 2- bis 3-mal pro Woche. Fortgeschrittene: 5- bis 7-mal

Welche Übungen sollen ausgewählt werden?

Entweder eine individuelle Zusammenstellung aus den Basisübungen oder eines der Übungsprogramme

Am allerwichtigsten:

Beobachten Sie sich selbst, trainieren Sie regelmäßig, stellen Sie Verbesserungen fest und bieten Sie Ihrem Körper ständig neue Herausforderungen.

Aber vor allem: Haben Sie Spaß!

BASISÜBUNGEN

MOBILISIERUNGS-PROGRAMM

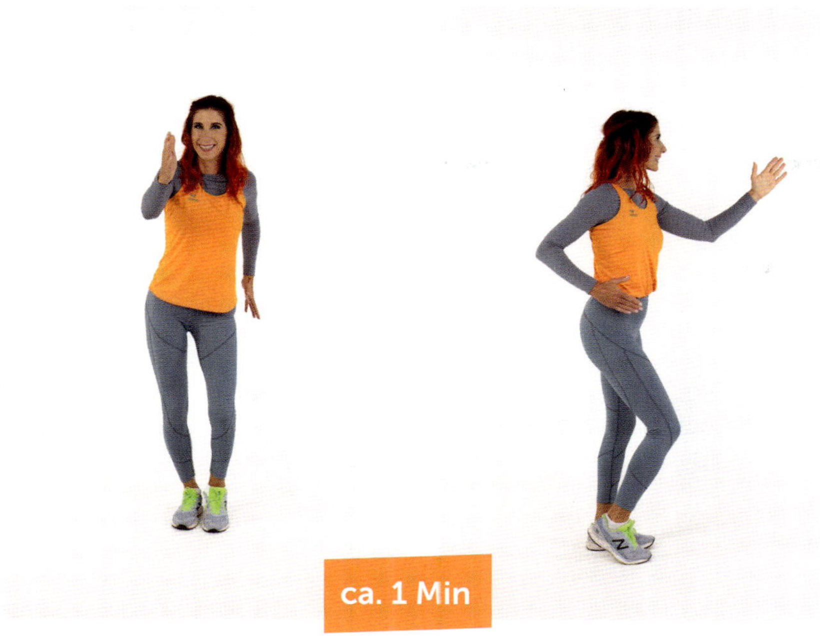

Sprunggelenkslauf mit Armeinsatz:

- Am Stand laufen, die Zehen bleiben immer am Boden, nur die Fersen heben sich
- Arme schwingen locker mit

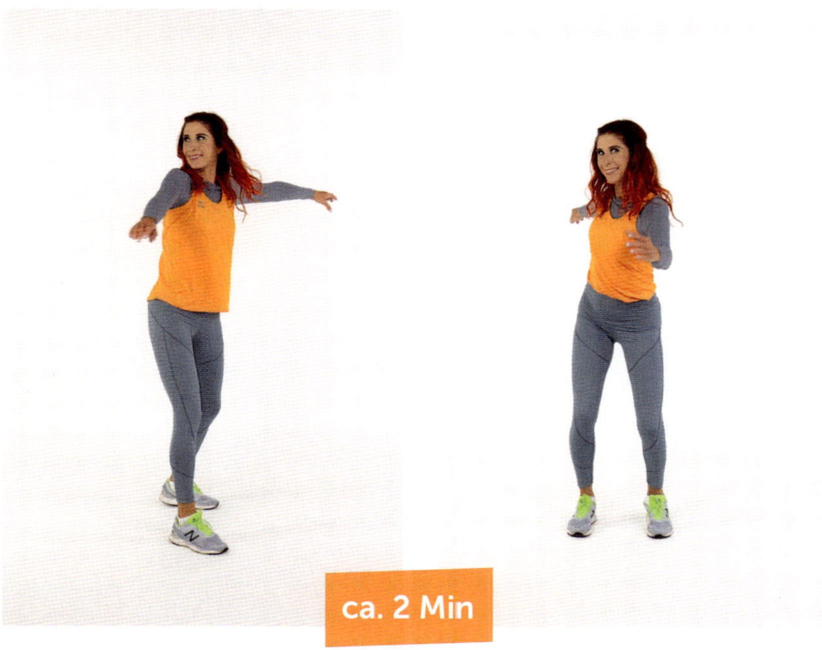

Faszialer Armschwung beidarmig und mit Rotation:

- Doppelarmschwung ohne Spannung in Schultern und Armen, leichte Beuge-Streckbewegung in den Knien
- Immer mit Beschleunigung am Anfang und Ende der Bewegung
- Dann Wechsel in eine Oberkörperrotationsbewegung mit Begleitung der Arme in der Drehbewegung

Hüftachter:

- Knie leicht beugen, Hände in der Hüfte abstützen
- Das Becken führt eine liegende Achterbewegung durch
- Richtungswechsel!

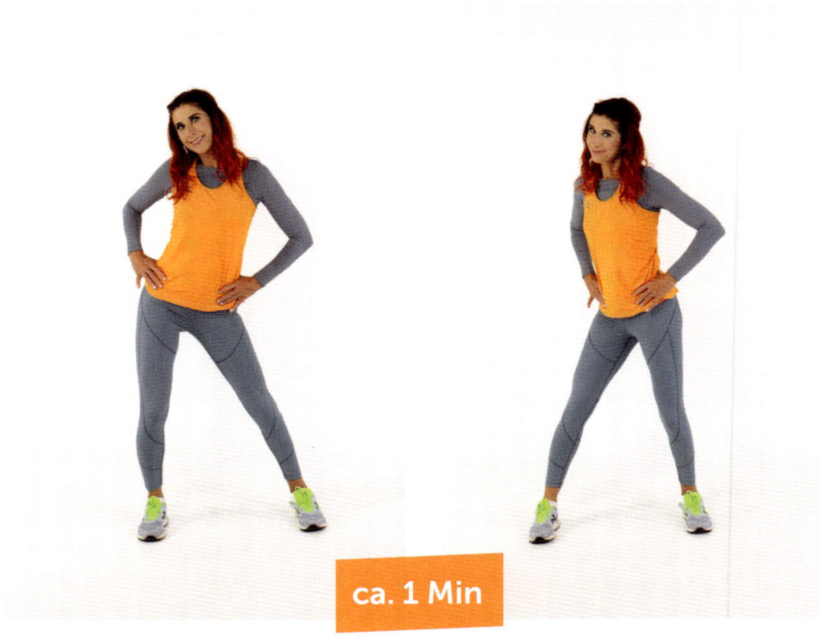

Extension mit Federn:

- Körper ganz aufrichten, Bauchnabel nach innen ziehen, Arme strecken
- Körper leicht nach hinten überstrecken und minimal nachfedern

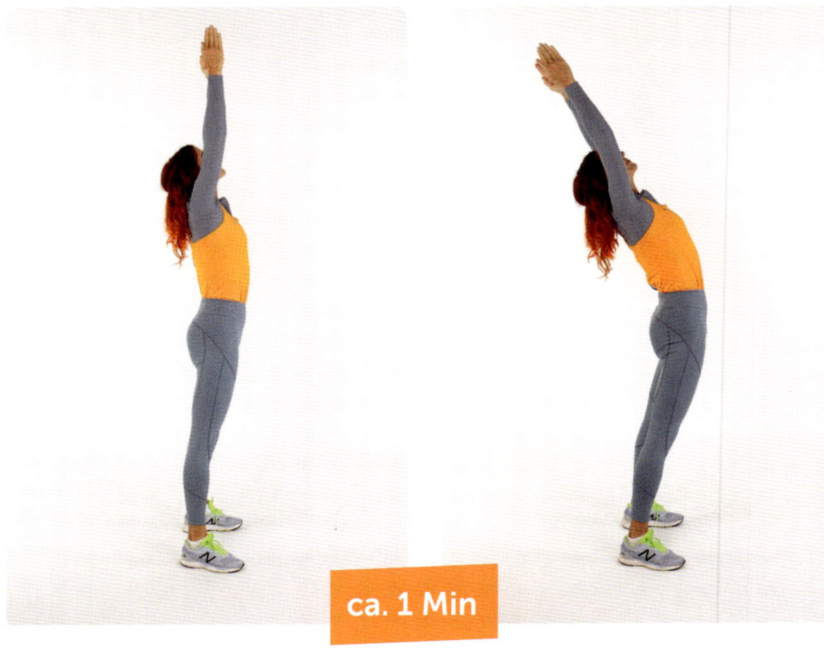

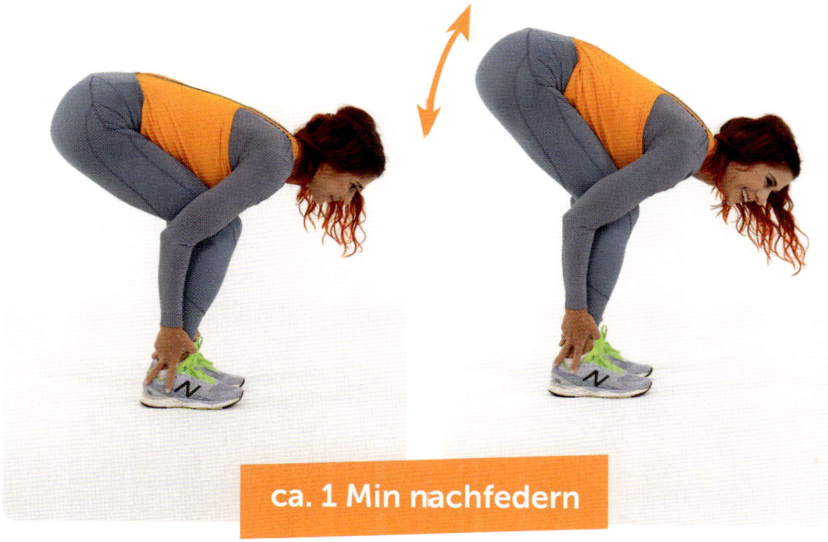

ca. 1 Min nachfedern

Flexion mit Federn:

- Knie leicht beugen, Oberkörper auf den Oberschenkeln ablegen, mit den Händen von außen auf die Knöchel greifen
- Leichte Beinstreckung, Oberkörper bleibt auf den Oberschenkeln liegen, leichter Zug auf der Beinrückseite wird spürbar

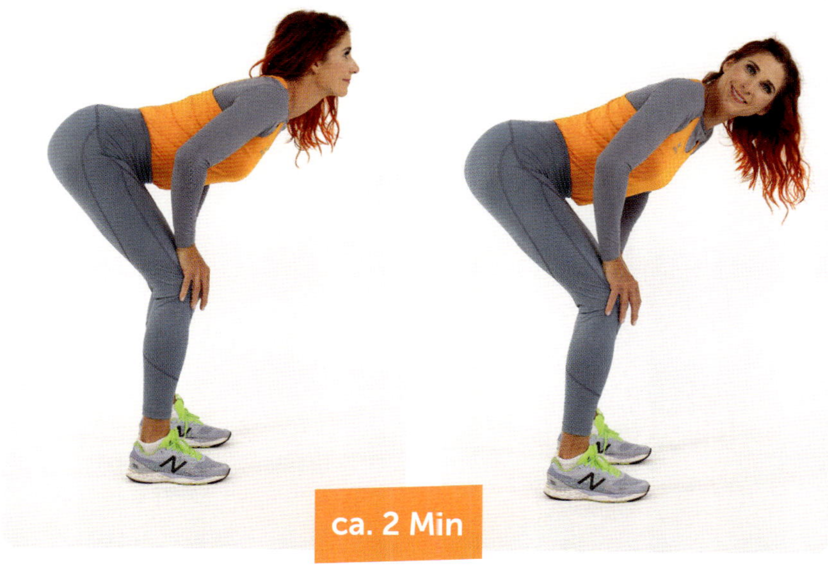

ca. 2 Min

Wirbelsäule dreidimensional bewegen:

- Knie leicht beugen, Oberkörper vorbeugen und mit den Händen abstützen
- Wechsel zwischen Beugung und Streckung in der Wirbelsäule. Seitneigung: Über die Schulter zurückschauen, Gesäß nähert sich der Schulter, über die man schaut. Verbindung aller Bewegungsrichtungen

BASISÜBUNGEN

BEINKRAFT

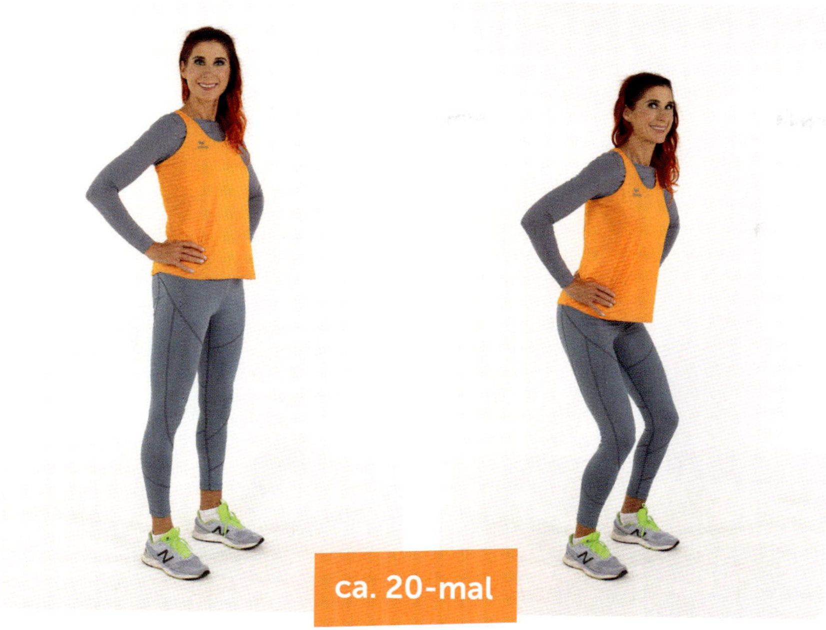

Hohe Kniebeuge:

- Hüftbreite Ausgangsposition, Hände in der Mitte abstützen
- Beine leicht beugen, Zehen schieben sich über die Knie. Vorstellung: „auf einen Barhocker absetzen“. Knie wieder durchstrecken und in die Ausgangsposition zurückkehren. Vorsicht: Knie nicht nach innen kippen!

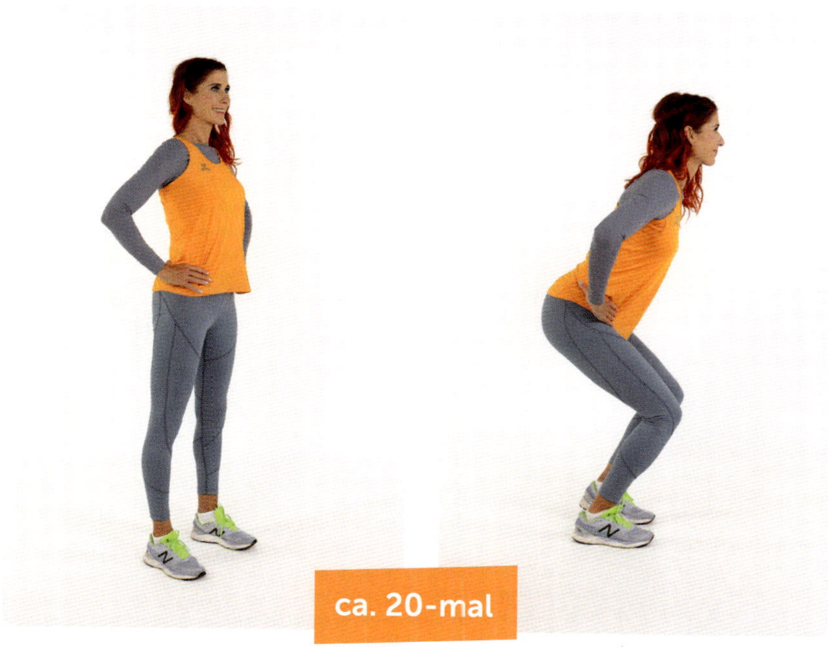

Basis-Kniebeuge:

- Ausgangsposition wie oben
- Nach hinten absetzen, so wie bei „Hohe Kniebeuge“ – nur diesmal etwas tiefer nach unten, bis zu einem Kniewinkel von 90°. Knie nicht nach innen kippen!

Kniebeuge im Ausfallschritt:

- Ausgangsposition: Weite Schrittstellung, Hände stützen in der Hüfte
- Beide Knie beugen, auf ca. 90°, Oberkörper bleibt aufrecht, Gewicht auf beide Beine gleichmäßig verteilen, hintere Ferse hebt ab

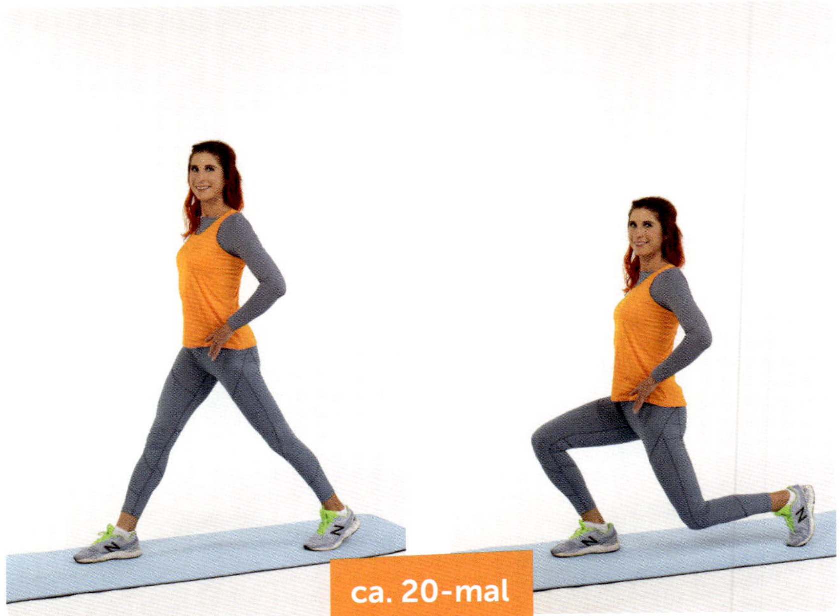

ca. 20-mal

Tiefe Kniebeuge mit Knöchelgriff:

- Hüftbreite Stellung, Oberkörper nach vorne auf die Oberschenkel ablegen, Knie ca. 90° beugen
- Hände greifen von außen auf die Knöchel, Gesäß so weit wie möglich absenken und leicht auf- und abbewegen

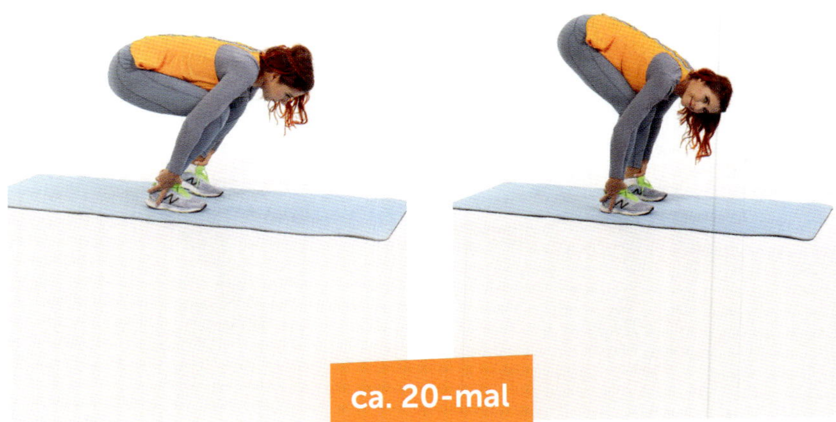

ca. 20-mal

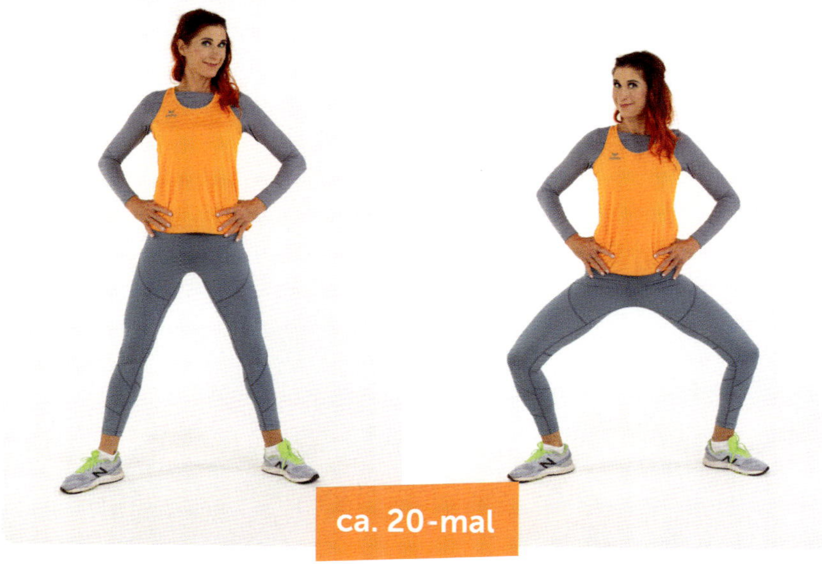

ca. 20-mal

Weite Kniebeuge:

- Breite Grätschstellung, die Zehen zeigen nach außen, Hände in der Hüfte abstützen
- Knie beugen und Gewicht nach hinten verlagern, dabei gleichzeitig Becken nach vorne drücken. Knie beugen und strecken. Bewegung soll auf den Innenseiten der Oberschenkel und im Gesäß spürbar sein

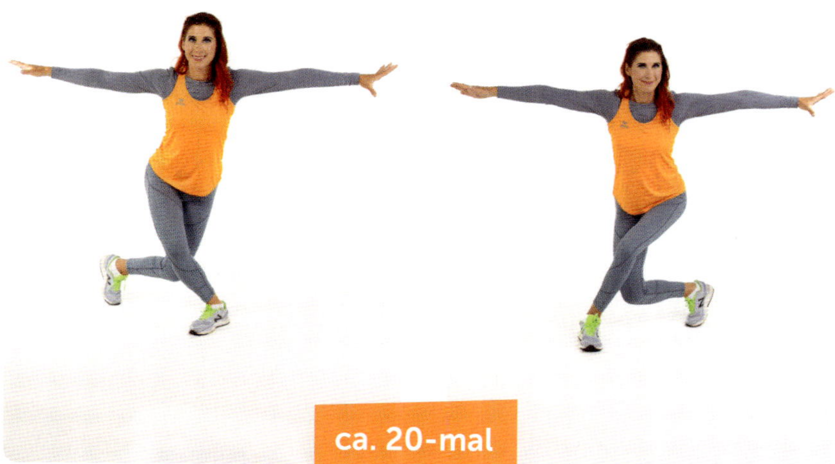

ca. 20-mal

Kreuzkniebeuge:

- Ein Bein kreuzt hinter das andere, beide Knie maximal beugen und nach hinten drücken, Becken gleichzeitig nach vorne, Gewicht ist hauptsächlich am vorderen Bein. Die Ferse des hinteren Beins hebt ab. Hände zur Seite strecken, der Oberkörper soll aufrecht bleiben
- Spürbar im Gesäß des vorderen Beins und an der Oberschenkelaußenseite

BASISÜBUNGEN

SCHULTERN

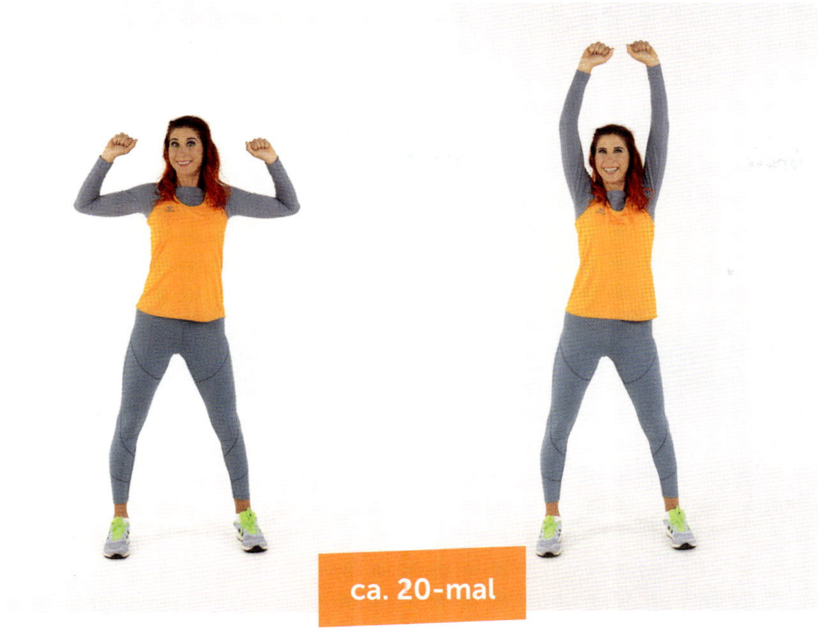

Nackenpresse:

- Ellbogen beugen, Hände auf Ohrenhöhe in der Ebene hinter dem Sichtfeld positionieren
- Arme in dieser Ebene nach oben durchstrecken und zusammenführen, dann wieder retour

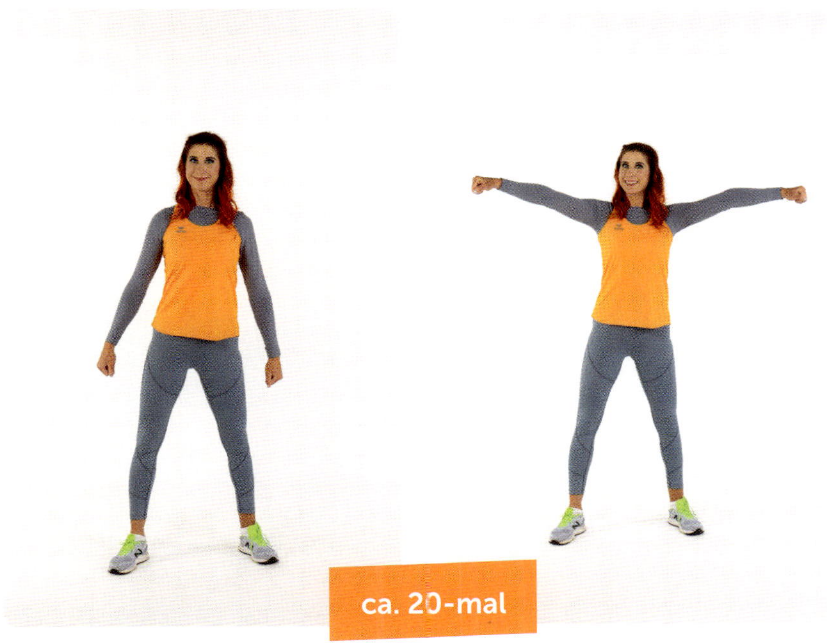

Seitlich heben:

- Arme neben dem Körper gestreckt hochführen, dabei ganz durchstrecken und wieder absenken. Bewegung möglichst weit hinter dem Körper durchführen

Liegestütz knieend:

- Ausgangsposition: Knieende Stützstellung, Hände genau unter den Schultern positionieren
- Körper ist eine Gerade schulterabwärts – kein Hüftknick. Gewicht hauptsächlich auf die Arme verlagern. Ellbogen leicht beugen und wieder strecken

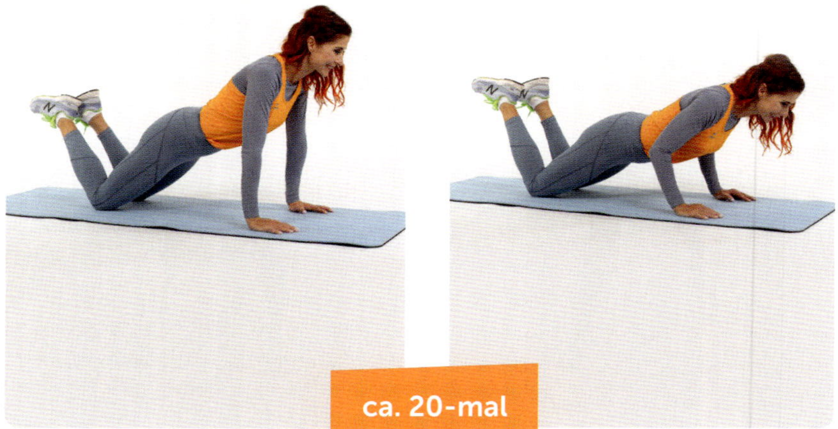

ca. 20-mal

Unterarmstütz:

- Körper stützt auf den Unterarmen und bildet schulterabwärts eine abfallende Gerade
- Kein Hüftknick, Becken genau mittig positionieren, Körperspannung halten
- Gewicht kann vor- und zurückverlagert werden

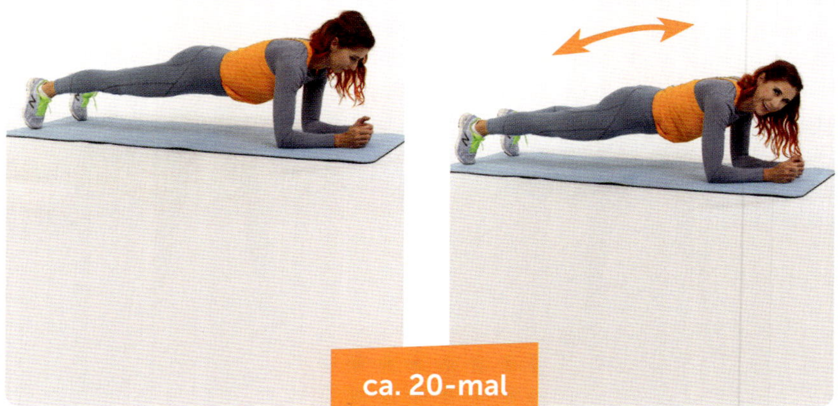

ca. 20-mal

Liegestütz:

- Körper stützt auf den Händen, die genau unterhalb der Schulter positioniert werden
- Schultern sind der höchste Punkt, der Körper verläuft bis zu den Fersen in einer Geraden
- Ellbogen beugen und strecken, nahe beim Körper lassen

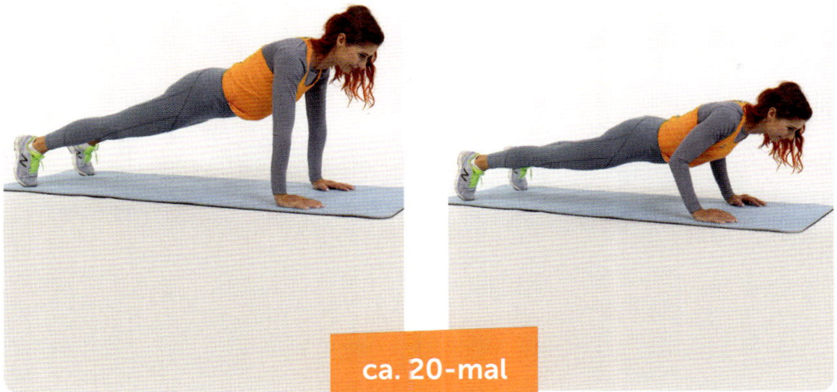

ca. 20-mal

Seitstütz mit angewinkelten Beinen:

- Knieender Liegestütz seitwärts, achten Sie auf die Körperspannung!
- Schultern sind der höchste Punkt, kein Hüftknick nach vorne. Becken leicht auf- und abbewegen

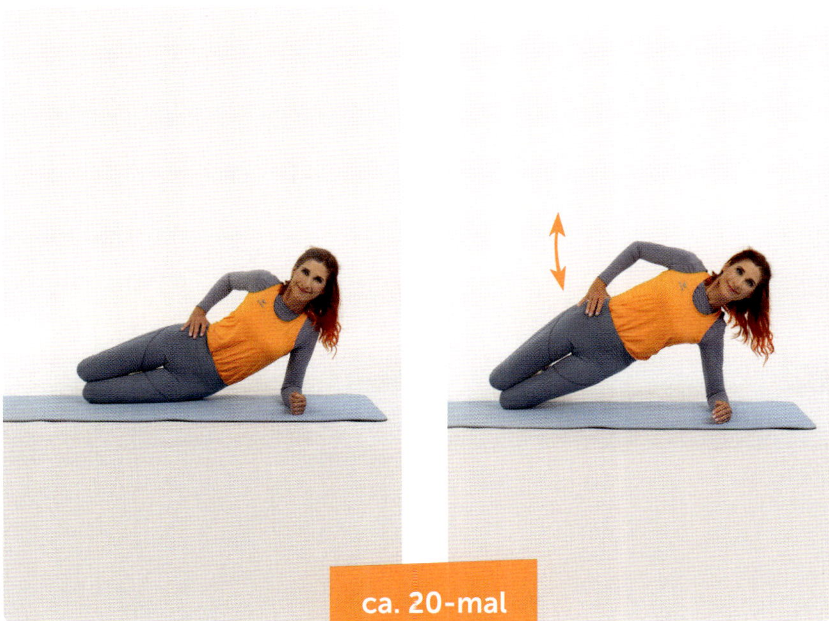

ca. 20-mal

Unterarmseitstütz:

- Seitstützposition mit gestreckten Beinen im Unterarmstütz
- Kein Hüftknick nach vorne, Körperspannung halten!
- Becken leicht auf- und abbewegen.

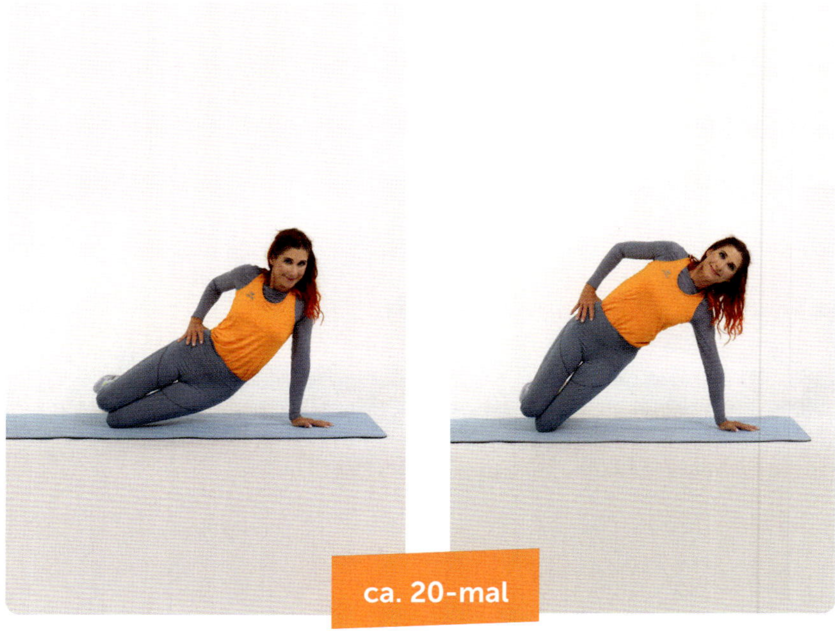

Seitstütz:

- Seitstützposition, Stützhand wird genau unter der Schulter positioniert
- Körperspannung halten, kein Hüftknick, Beine aufgefächert positionieren
- Becken auf- und abbewegen

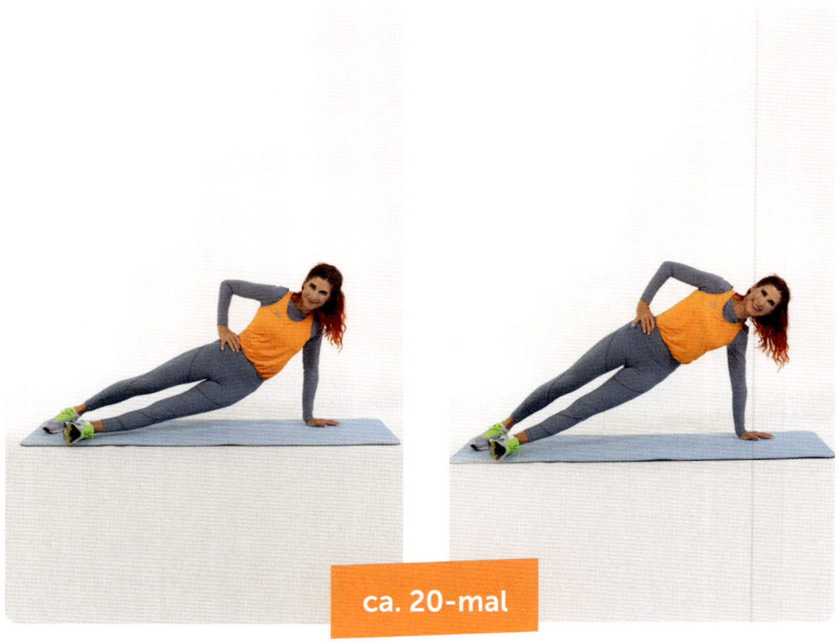

BASISÜBUNGEN

RUMPF-BAUCHKRAFT

Hohe Rumpfbeuge: obere Bauchmuskulatur

- Ausgangsposition: Sitz mit geradem Rücken und angewinkeltem Bein, Hände im Nacken
- Den geraden Rücken auf- und abbewegen, Füße sollen dabei am Boden bleiben. Bauchspannung halten (Rücken wird dadurch stabilisiert)

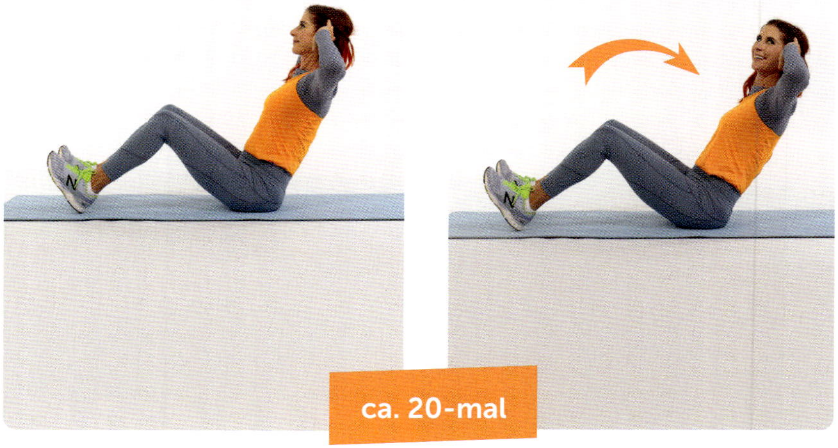

Beckenlift: tiefe Bauchmuskulatur

- Rückenlage, Beine im rechten Winkel anheben und leicht strecken
- NUR durch das Anspannen der Bauchmuskulatur hebt sich das Becken geringfügig
- Beine nicht mit Schwung hochführen, Bewegung läuft nur in senkrechter Ebene ab

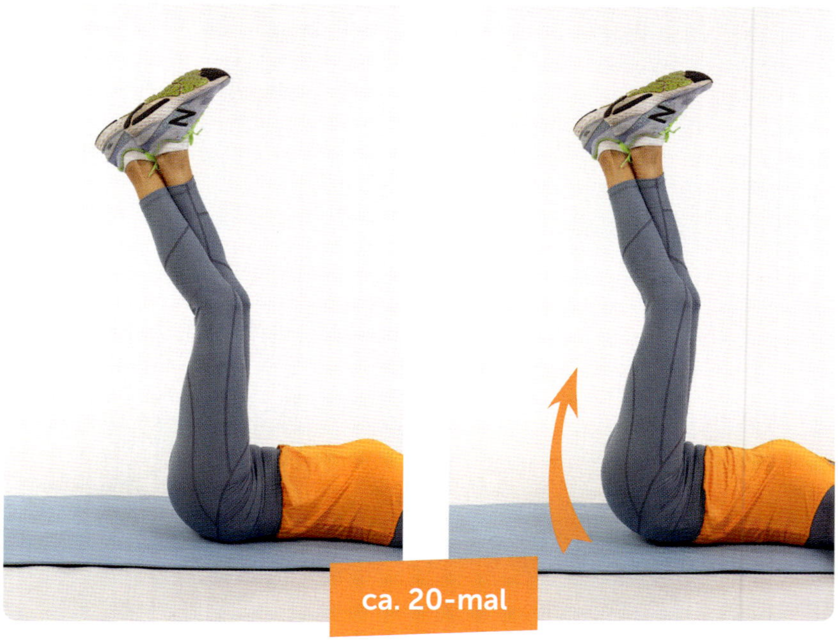

Halbes Klappmesser: untere Bauchmuskulatur

- Unterarmstütz, Beine leicht gestreckt halten
- Beine gestreckt absenken und wieder anheben. Gleichmäßiges Tempo

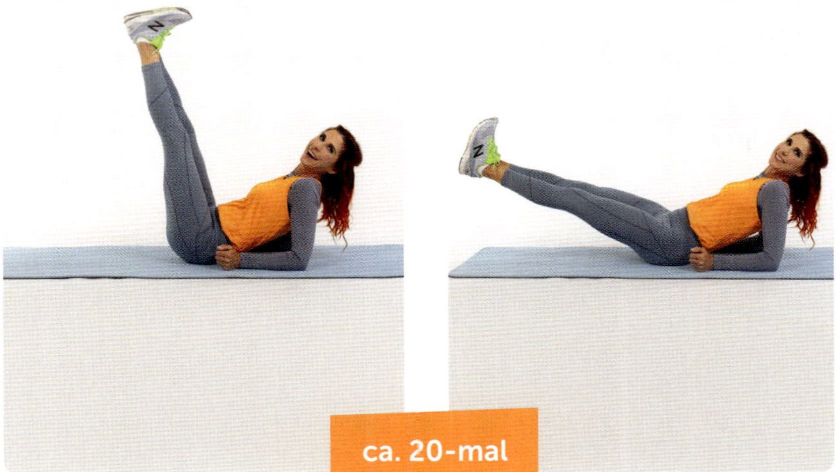

ca. 20-mal

Schere: schräge Bauchmuskulatur

- Rückenlage, Arme über den Kopf strecken, Beine leicht grätschen
- Linkes Bein und rechte Hand gestreckt über der Körpermitte zusammenführen und umgekehrt
- Variation für Trainierte: Arme und Beine nicht ganz auf den Boden absenken

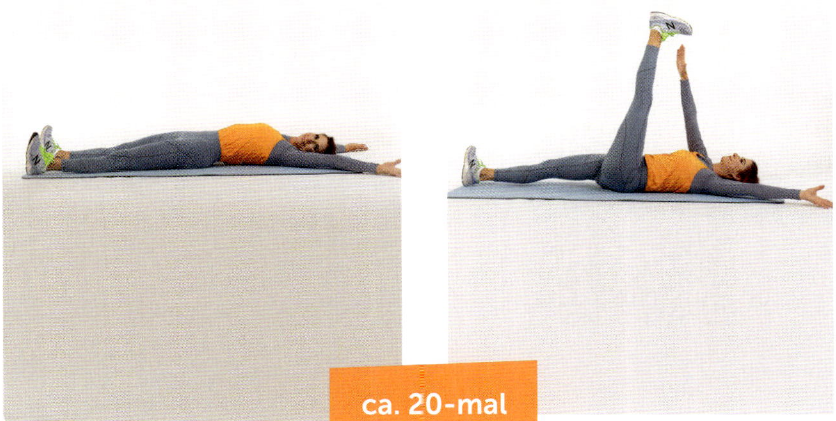

ca. 20-mal

BASISÜBUNGEN

RÜCKENKRAFT

Brücke: Basisversion:

- Rückenlage mit angewinkelten Beinen, Becken in neutraler Stellung, Arme neben dem Körper
- Bauchnabel nach innen ziehen, Becken maximal heben und Wirbel für Wirbel wieder absenken, Spannung am Ende der Bewegung lösen, erneut aufbauen und Becken wieder heben

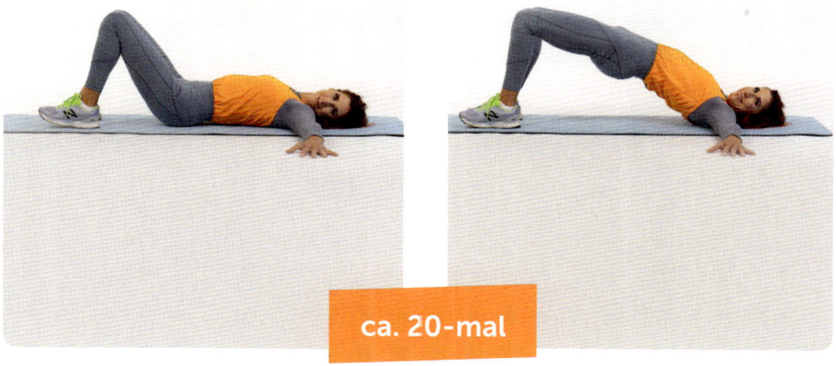

ca. 20-mal

Brücke: Fortgeschrittene:

- Dieselbe Ausgangsposition wie oben, jedoch ein Bein und beide Arme gestreckt anheben
- Spannung aufbauen wie oben und Becken maximal anheben

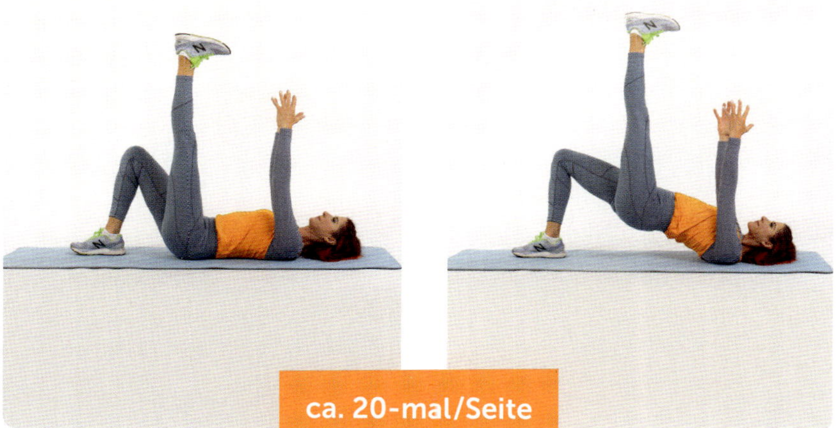

ca. 20-mal/Seite

Vorbeuge mit geradem Rücken:

- Startposition: Grätschstand mit verschränkten Händen im Rücken und aufgerichtetem Becken, Bauch einziehen
- Oberkörper gerade nach vorne beugen, das Gesäß dabei gleichzeitig nach hinten hinausschieben. Beine durchgestreckt und Rücken gerade lassen. Zug sollte auf der Beinrückseite spürbar sein. Danach den Oberkörper wieder aufrichten

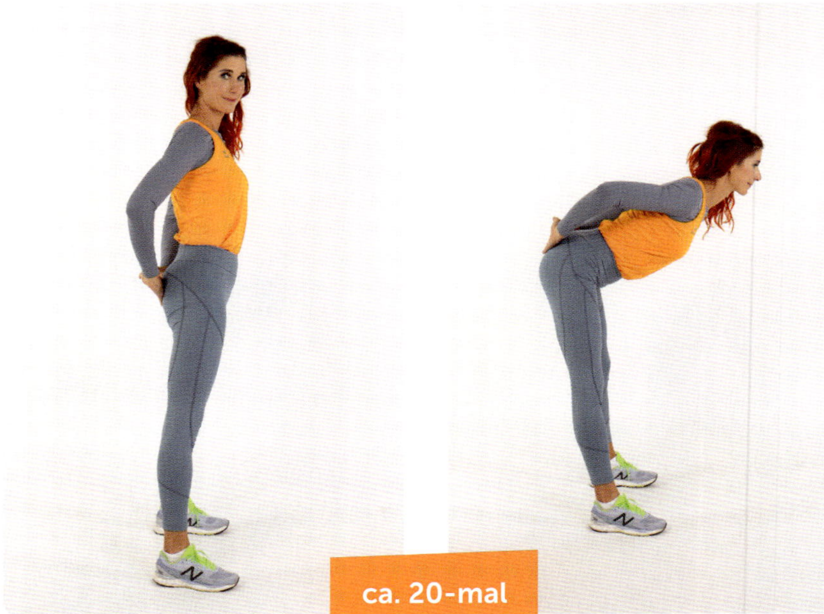

ca. 20-mal

Vierfüßler: Arme und Beine diagonal abstrecken:

- Ausgangsposition: Vierfüßlerstand, Knie genau unter der Hüfte und Hände unter der Schulter positionieren. Gerader Rücken, Bauch einziehen
- Gleichzeitig den rechten Arm nach vorne durchstrecken und das linke Bein gebeugt bis zur Waagrechten anheben. Der Rumpf bleibt ruhig, die Bewegungsweite ist unwichtig. Seitenwechsel

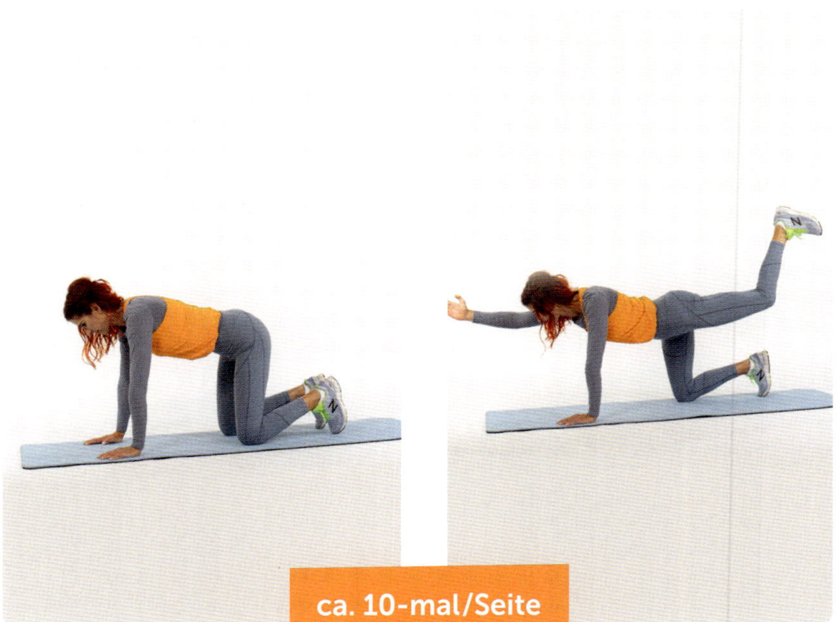

ca. 10-mal/Seite

Oberkörper und Unterkörper im Wechsel anheben:

- Bauchlage, Arme und Beine abspreizen
- Durch Anspannen des Gesäßes die Beine anheben und wieder absenken. Danach durch Anspannen des oberen Rückens den Oberkörper anheben

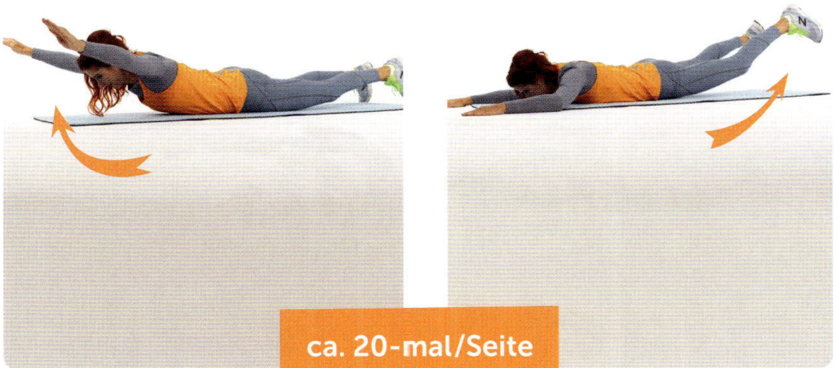

ca. 20-mal/Seite

Oberkörper und Unterkörper gleichzeitig anheben:

- Ausgangsposition wie oben
- Durch ein Aktivieren des gesamten Rückens Oberkörper und Unterkörper gleichzeitig anheben

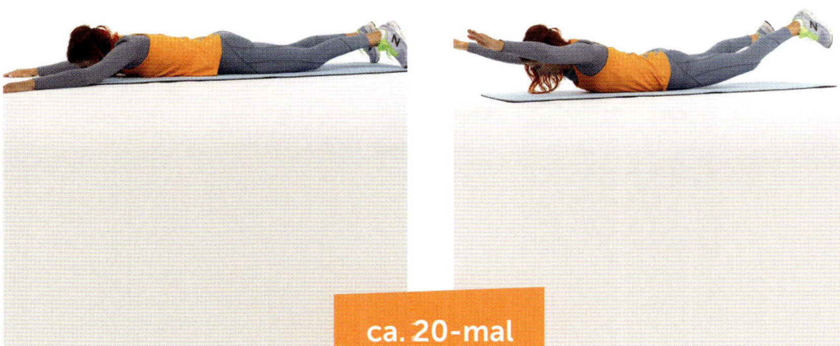

ca. 20-mal

EIN GANZKÖRPERTRAINING
FÜR JEDEN TAG

KRÄFTIG UND ENERGIEGELADEN DURCHS LEBEN

Sie benötigen dazu:
eine Matte

Einführung

Sich einmal am Tag zu bewegen, gehört für viele Menschen bereits zum täglichen Leben. Auch hier gilt: Abwechslung ist alles, und Krafttraining kann durch nichts ersetzt werden.
Außerdem bringt Bewegung meist ein gewisses Wohlgefühl mit sich, das unvergleichbar ist.

Die folgenden Übungen sind eine wunderbare Ergänzung zu jeglicher Art von Ausdauersport und können zu jeder Tageszeit durchgeführt werden. Auch all jene, die eine einseitige berufliche Betätigung haben, finden hier ideale Ausgleichsübungen.

Bei den Aufgaben geht es darum, den Körper in Balance zu bringen, die Gelenke zu stabilisieren und die Wirbelsäule von innen heraus zu stützen. Sollten Sie Schwerpunkte im Programm setzen wollen, dann führen Sie gerne mehrere Durchgänge einer Übung aus, bevor Sie zur nächsten Aufgabe kommen.

Viel Spaß mit diesem Programm!

EIN GANZKÖRPERTRAINING FÜR JEDEN TAG

BEINE

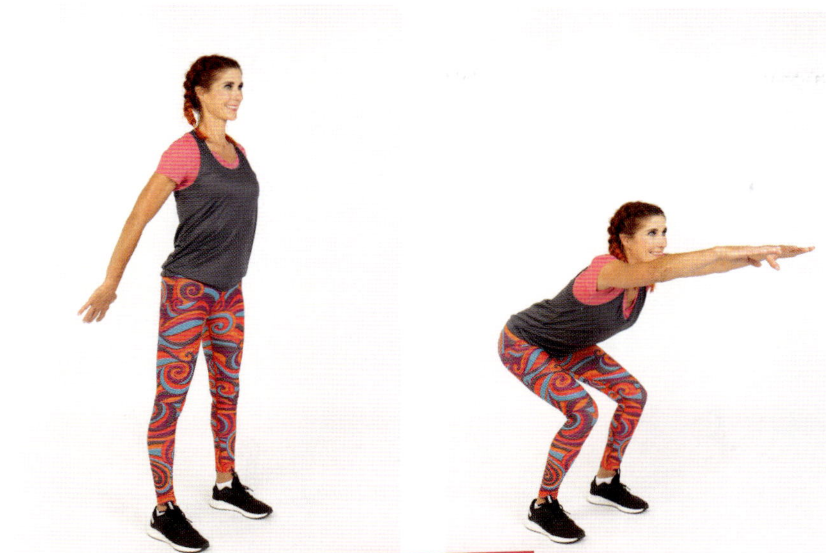

ca. 20-mal

Kniebeuge mit Armschwung:

- Ausgangsposition: Hüftbreiter Stand, Hände in der Körpermitte abstützen
- Knie beugen, Gesäß nach unten absenken, Oberkörper vorbeugen. Dabei schwingen die Arme nach vorne und treffen sich über dem Kopf. Beim Aufrichten Arme wieder zurückführen

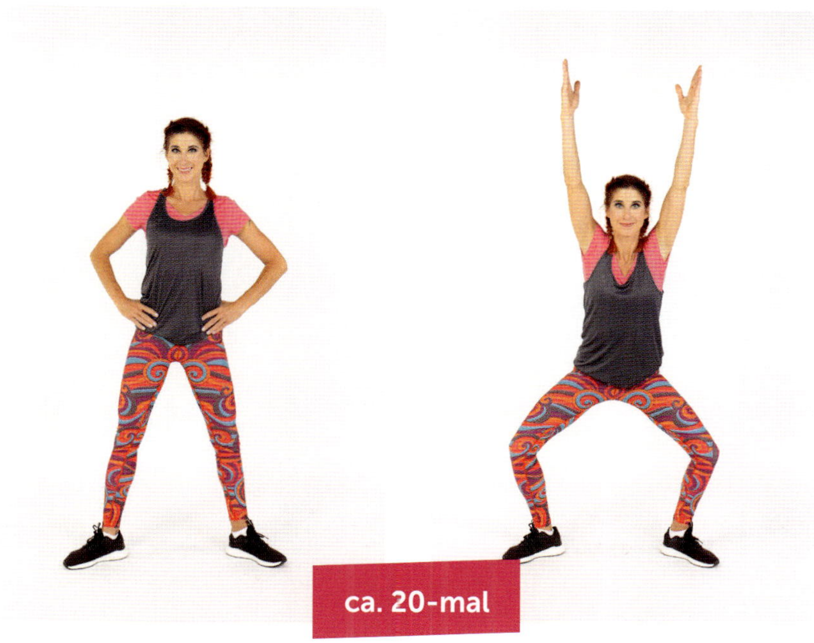

ca. 20-mal

Breite Kniebeuge mit Arm heben:

- Ausgangsposition: Weiter Grätschstand, Hände in der Hüfte abstützen
- Knie beugen und über die Zehen schieben. Das Becken wird gleichzeitig vorgedrückt, die Knie werden nach hinten gezogen. Dehnung auf der Innenseite der Oberschenkel und im Gesäß ist spürbar

Rückwärtskreuzen:

- Ausgangsposition: Weiter Grätschstand, Hände in der Hüfte abstützen
- Rechtes Bein kreuzt hinter das linke, Knie beugen, Arme zur Balance abspreizen. Bewegung ist im Gesäß und der Außenseite der Oberschenkel spürbar

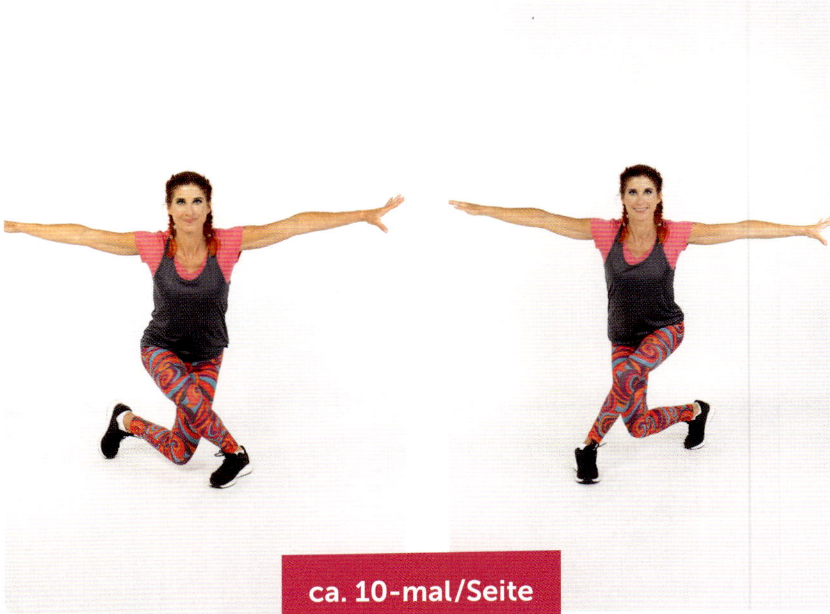

ca. 10-mal/Seite

Tiefe Kniebeuge mit Knöchelgriff:

- Hüftbreiter Stand, Knie möglichst weit beugen, der Oberkörper wird so weit wie möglich auf die Oberschenkel abgelegt, Griff auf die Knöchel
- Knie beugen und strecken. Bewegung ist im Gesäß spürbar

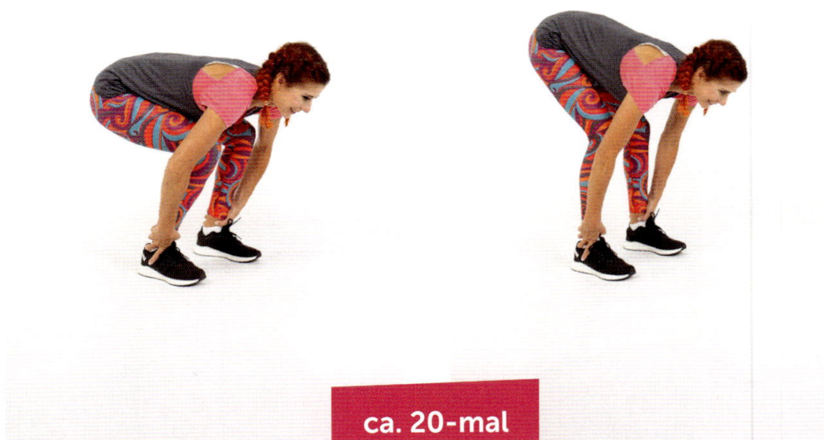

ca. 20-mal

EIN GANZKÖRPERTRAINING FÜR JEDEN TAG

RÜCKEN UND GESÄSS

Oberkörpervorbeuge mit Armschluss vorne:

- Grätschstand, Beine ganz durchstrecken, Arme gestreckt nach hinten führen
- Oberkörper ganz gerade nach vorne absenken, Gesäß schiebt sich nach hinten, die Beine bleiben gestreckt. Arme in einer Bogenbewegung nach vorne führen. Oberkörper wieder aufrichten und Arme zurückführen

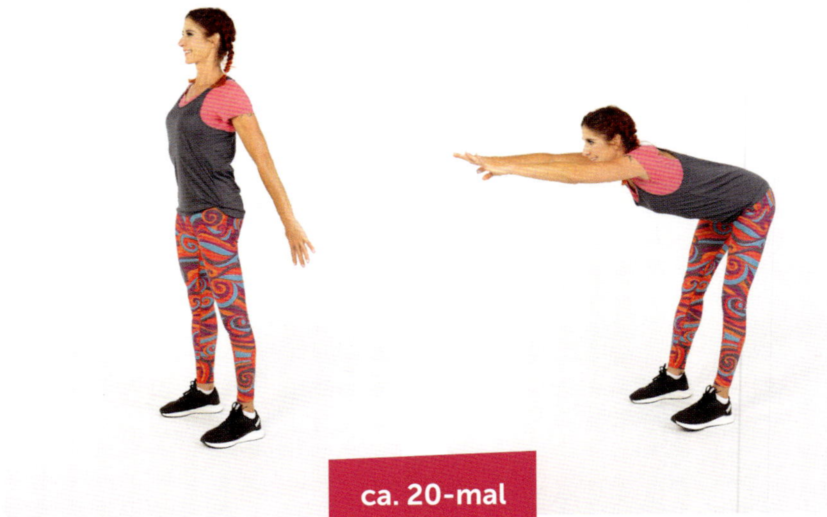

ca. 20-mal

Bein nach hinten anheben:

- Knie und Oberkörper beugen, mit den Händen vorne am Boden abstützen
- Mit einer Streckbewegung des Rückens und der Knie das hintere Bein nach hinten abspreizen und möglichst hochführen. Danach wieder zusammenrollen

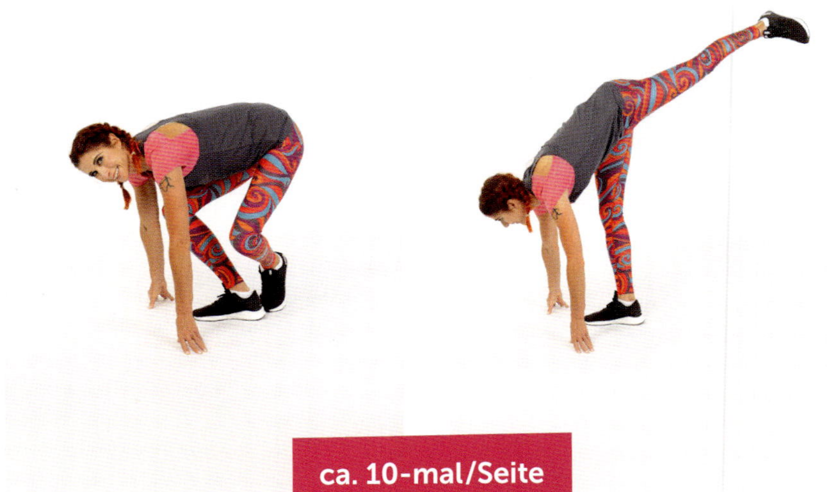

ca. 10-mal/Seite

EIN GANZKÖRPERTRAINING FÜR JEDEN TAG

BAUCH

Rumpfbeuge leicht:

- Ausgangsposition: Aufrechter Sitz mit angewinkelten Beinen. Den Oberkörper zurückneigen, rechtes und linkes Bein im Wechsel anheben, Rücken gerade halten

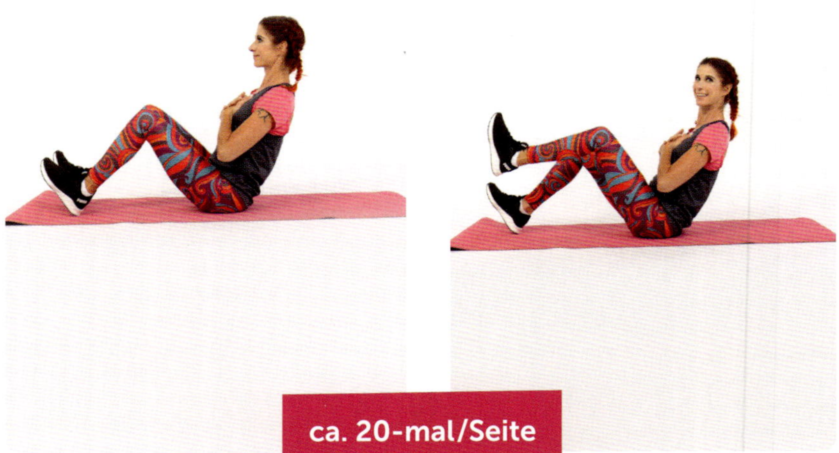

ca. 20-mal/Seite

Rumpfbeuge schwer:

- Schwebesitz mit Wippen. Rücken gerade halten

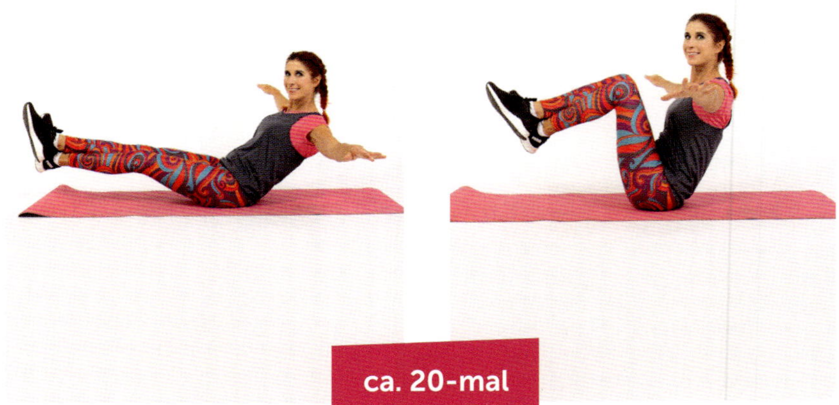

ca. 20-mal

Schere leicht:

- Rückenlage: Arme und Beine strecken und dann diagonal vor der Körpermitte zusammenführen

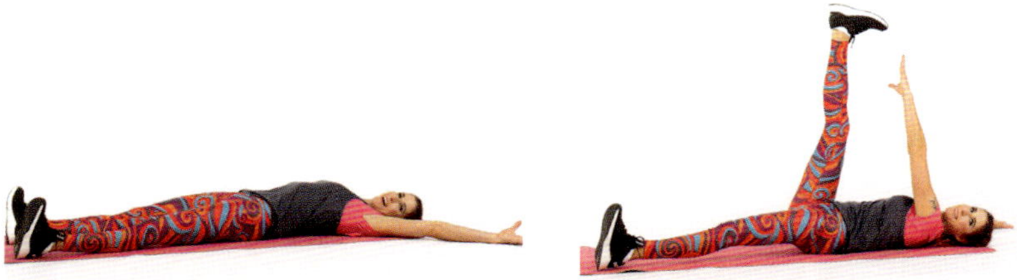

ca. 20-mal

Schere schwer:

- Dieselbe Ausgangsposition wie oben, Arme und Beine jedoch nicht mehr ganz absenken. Diagonal vor der Körpermitte zusammenführen

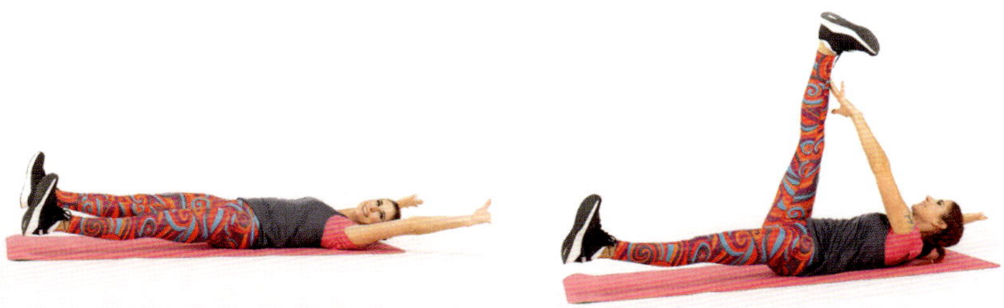

ca. 20-mal

Seitenlage: Oberkörper und Beine heben:

- Seitenlage ohne Hüftknick, die obere Hand stützt vor dem Körper
- Gleichzeitig Oberkörper und Unterkörper anheben

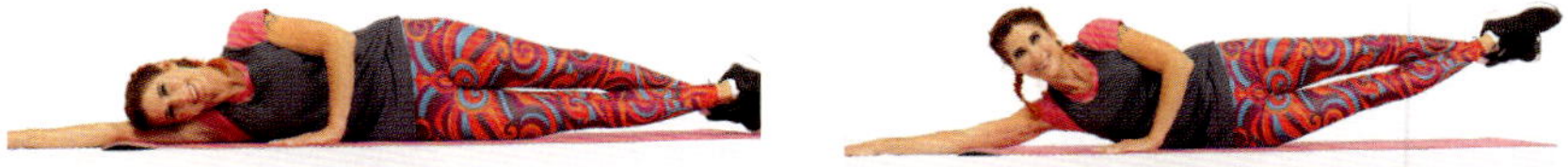

ca. 20-mal

Schreiben im Schwebesitz:

- Schwebesitz, Beine so weit wie möglich strecken
- Die Beine schreiben den Namen in der Luft.
  Schwer: ohne Armstütz

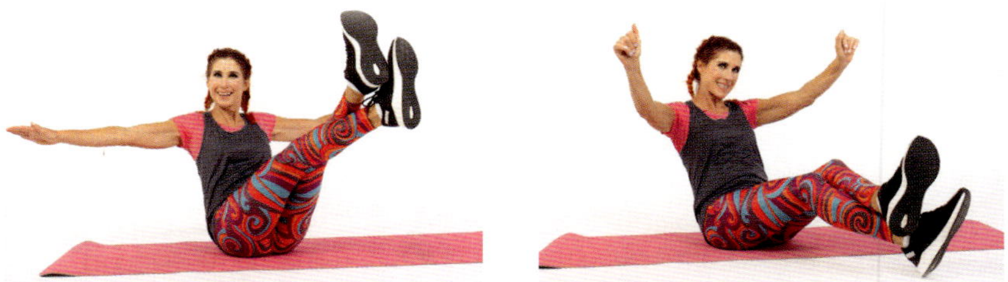

ca. 20-mal

EIN GANZKÖRPERTRAINING FÜR JEDEN TAG

SCHULTERN UND RUMPF

Unterarmfrontstütz:

- Ausgangsposition: Stütz auf den Ellbogen unterhalb der Schultern, Schultern sind der höchste Punkt, Fersen der tiefste
- Becken stabil in Mittelposition halten. Gewicht vor- und zurückschieben

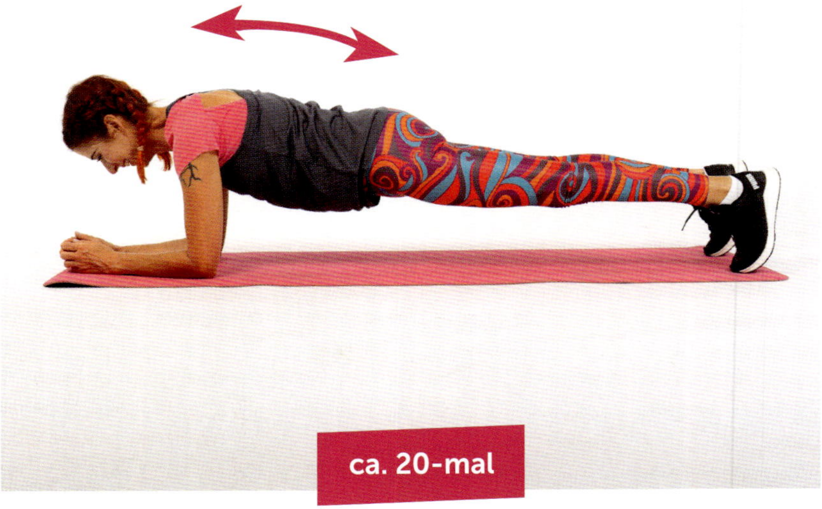

Unterarmseitstütz:

- Ausgangsposition: Ein Ellbogen wird unter der Schulter aufgesetzt, Beine auffächern, Körper bildet schulterabwärts eine Gerade
- Das Becken immer wieder leicht heben und senken

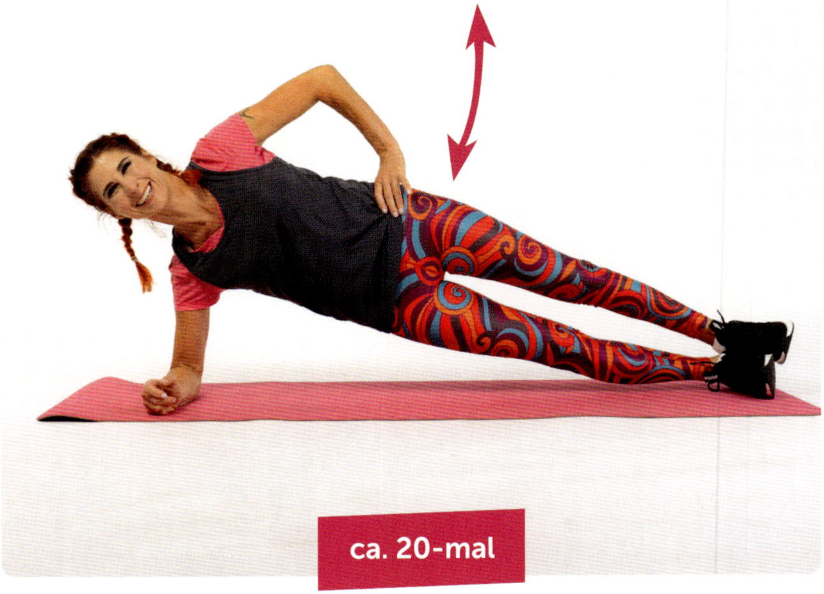

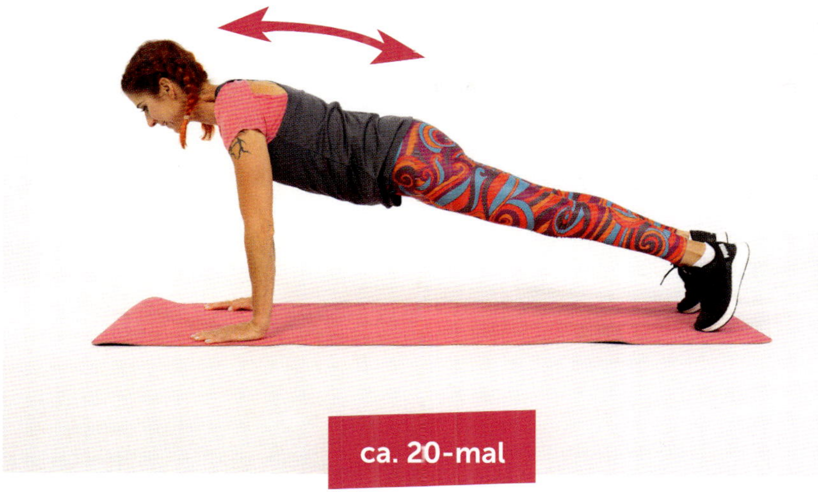

Frontstütz:

- Liegestützstellung: Hände stützen direkt unter den Schultern, Körper bildet schulterabwärts eine Gerade
- Bauchspannung halten. Ellbogen leicht beugen und strecken, Arme bleiben eng am Körper

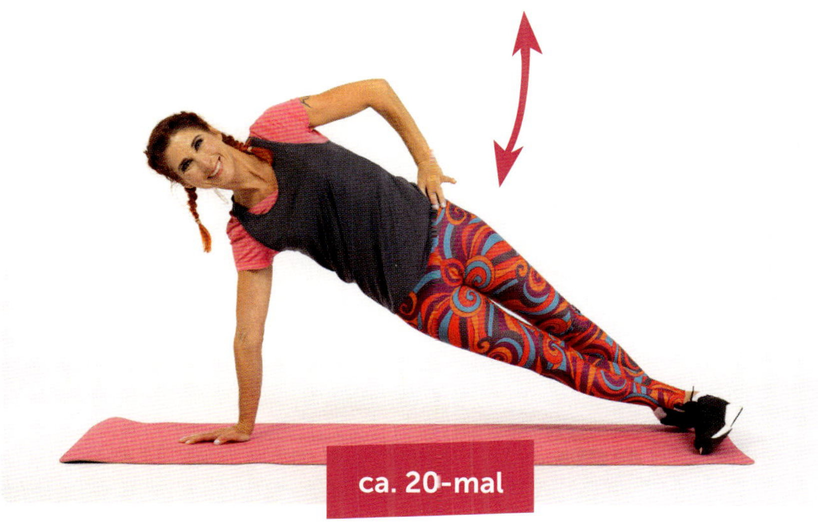

Seitstütz:

- Gestreckte, seitliche Körperhaltung mit aufgefächerten Beinen, Körper bildet schulterabwärts eine Gerade
- Becken heben und senken

Hoher Stütz mit diagonalem Knöchelgriff:

- „Pyramidenposition“ einnehmen. Gesäß bildet den höchsten Punkt, gleichmäßige Gewichtsverteilung zwischen Armen und Beinen
- Rechte Hand greift zum linken Knöchel und umgekehrt

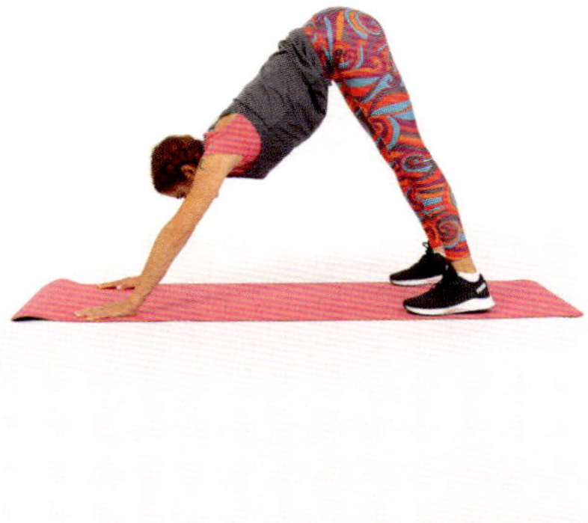

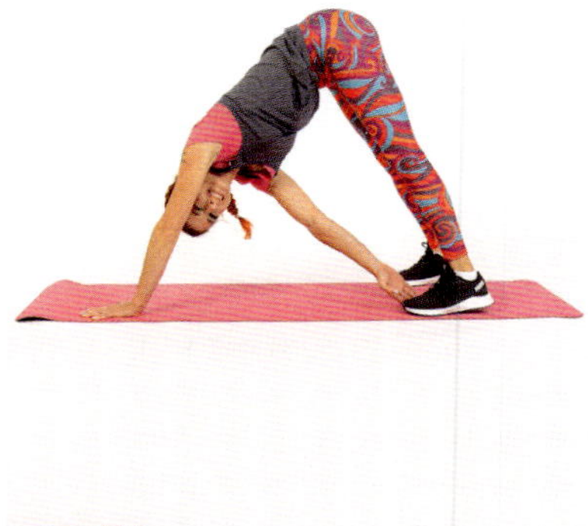

ca. 20-mal

Bergläufer:

- Liegestützposition mit leicht erhöhtem Becken. Knie werden zur diagonal gegenüberliegenden Schulter gebeugt, dabei den Körper einrollen, dann Seitenwechsel. Flottes Tempo, wenn möglich Laufschritt

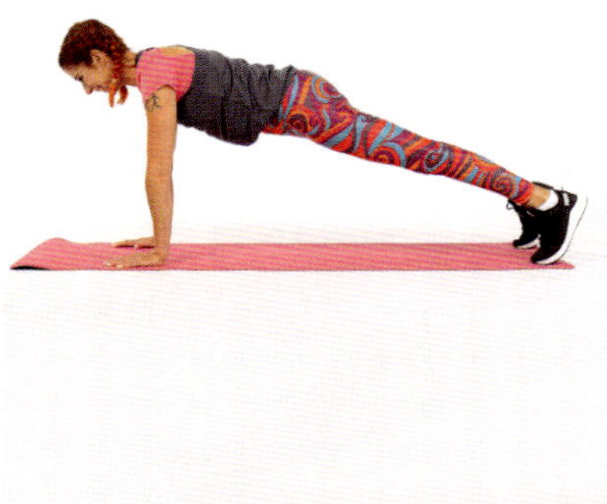

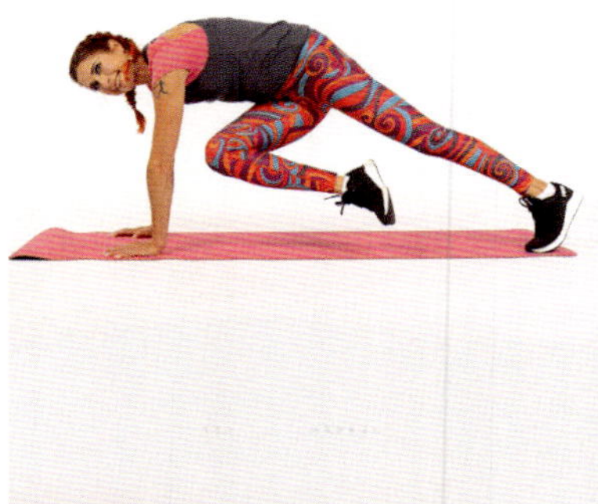

ca. 20-mal

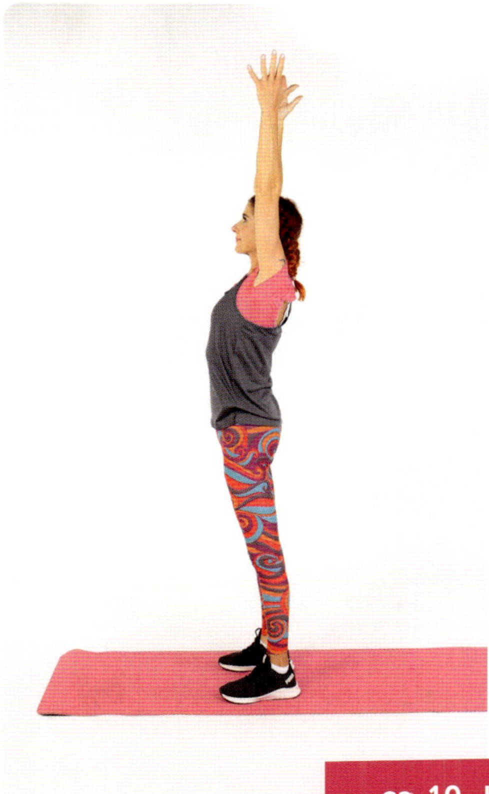

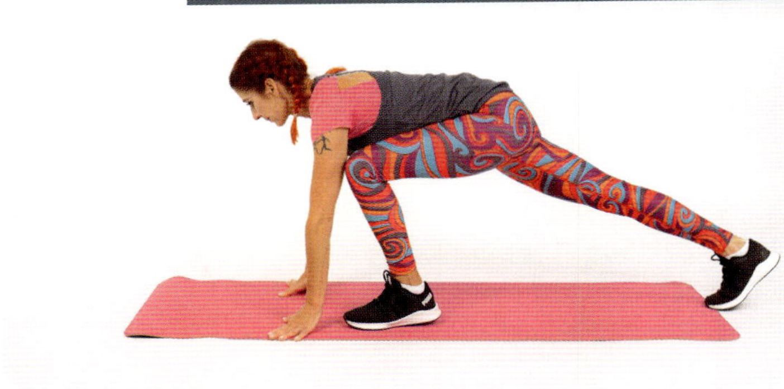

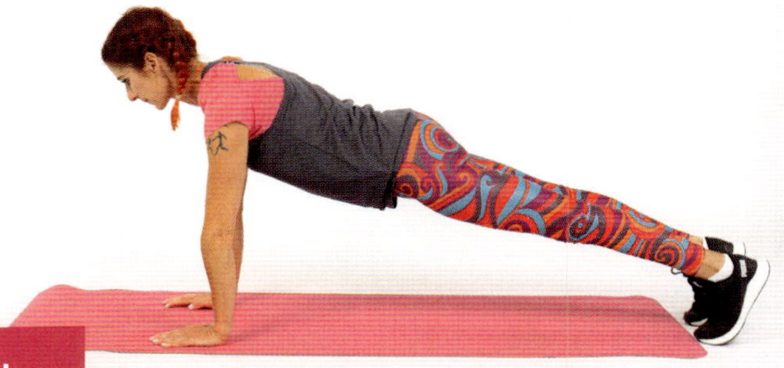

ca. 10- bis 15-mal

Kraftausdauer im Streck-Stützwechsel gestiegen:

- Arme über den Kopf ausstrecken, maximale Extension. Dann Knie beugen und die Hände neben den Füßen aufsetzen
- Zuerst mit einem, dann mit dem anderen Bein zurück in die Liegestützposition steigen, Ellbogen leicht beugen und wieder strecken. Auf demselben Weg in die Ausgangsposition zurückkehren und wieder von Neuem beginnen. Tempo: So flott wie möglich, keine Pause zwischen den einzelnen Wiederholungen

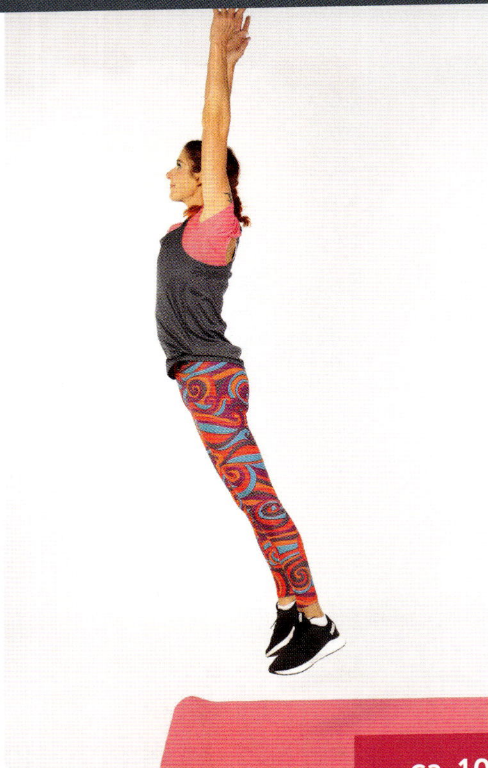

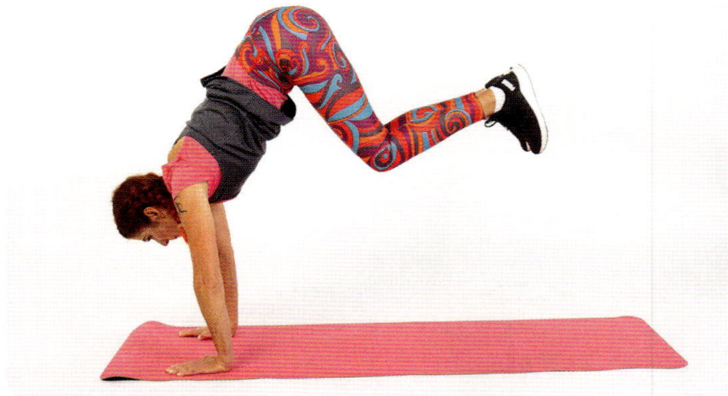

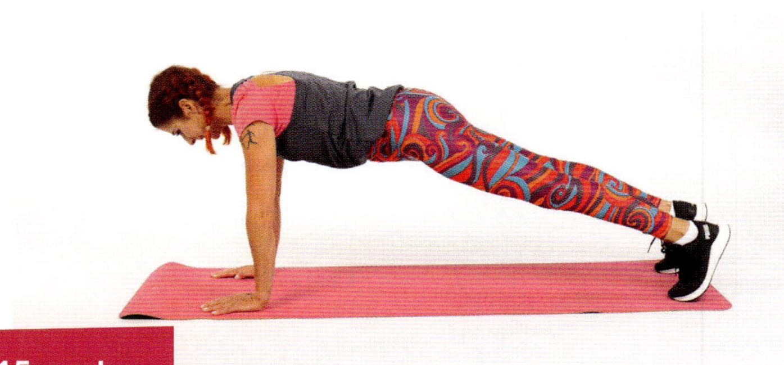

ca. 10- bis 15-mal

Hohe Intensität!

Kraftausdauer im Streck-Stützwechsel gesprungen:

- Strecksprung mit Armen über dem Kopf, dann in die Hocke gehen und mit den Händen neben den Füßen abstützen
- Mit beiden Beinen zurück in die Liegestützposition springen und Ellbogen nahe am Körper beugen. Auf dieselbe Art und Weise zurückspringen und die Bewegung wieder mit einem Strecksprung beginnen. Flottes Tempo, ohne Pause zwischen den Wiederholungen

HALTUNGSSCHWÄCHEN AUSGLEICHEN:
WO SOLL GEDEHNT UND WO GEKRÄFTIGT WERDEN?

AUFRECHT STEHEN

Sie benötigen dazu:
ein Theraband und eine Matte

Einführung

Oft sind Rücken- und Halswirbelsäulenbeschwerden Resultat einer lange unerkannten Fehlhaltung und einseitigen Belastung. Je eher wir diese Schwächen erkennen und ausgleichen, desto kleiner ist das Risiko einer späteren Leidensgeschichte.
Generell ist es von Vorteil, die eigene Körperhaltung und auch die Lebensweise von Zeit zu Zeit zu analysieren, noch bevor Beschwerden auftreten.
Besser zuerst aktiv werden, als im Nachhinein mit wesentlich größerem Aufwand vorgehen zu müssen.

Wie soll sie also aussehen, die richtige Haltung? Natürlich ist das sehr individuell, aber ein paar grundsätzliche Fakten sollten hier erwähnt werden.
Unsere Wirbelsäule hat ursprünglich eine doppelt-S-förmige Krümmung, möglichst ohne grobe seitliche Abweichung. Bei Kindern kann man dies meist sehr gut beobachten. Je älter wir werden, desto mehr passt sich unsere Haltung an die Lebensweise an:
Dauerbelastung vor dem Körper in gebeugter Haltung, wie zum Beispiel die Arbeit am PC, Tätigkeiten im Haushalt oder viele handwerkliche Berufe, die in vorgebeugter Haltung verrichtet werden, führen zu einem Vorkippen der Schultern und einer Verstärkung der natürlichen Brustwirbelsäulenkrümmung. Der Kopf versucht dies meist auszugleichen und wandert ebenfalls nach vorne. So kommt es zu einer Streckfehlhaltung der Halswirbelsäule.

Symptome dafür gibt es zahlreiche: Ziehende Schmerzen in den Armen, Taubheitsgefühl der Finger, Schwindel und Kopfschmerzen sind nur einige davon. Die Brustwirbelsäule macht sich oft mit Schmerzen zwischen den Schulterblättern und gelegentlichen Wirbelblockaden bemerkbar, die zu Bewegungs- und Atmungseinschränkung führen können.

Mit der Lendenwirbelsäule verhält es sich ein wenig anders: Im Groben gibt es hier 2 Hauptursachen, die zur Fehlhaltung führen können. Die eine ist das lange Sitzen. Dabei verkürzt sich der Hüftbeuger, was wiederum zu einem Kippen des Beckens führt. Die andere Ursache ist eine Schwäche der tiefen, die Wirbelsäule stabilisierenden Muskulatur, die uns auch im Falle einer leichten Fehlhaltung schützen und stützen könnte. Symptome für Lendenwirbelsäulenbeschwerden reichen von Rückenschmerzen, ausstrahlend in die Beine, und Blockaden des Iliosakralgelenks, das die Wirbelsäule mit dem Becken verbindet, bis hin zur Bandscheibenproblematik in vielfacher Ausprägung.

Zusammengefasst könnte Haltungsschwäche also folgendermaßen veranschaulicht werden: Das Becken kippt aus der aufrechten Stellung, die Brustwirbelsäule gleicht dies mit einer übertriebenen Rundung nach vorne aus und passt sich so der Alltagsbelastung an. Zusätzlich wandern Schultern und Kopf nach vorne, und die Halswirbelsäule überstreckt.
Das kann sehr lange gut gehen und schmerzfrei verlaufen. Das Heimtückische daran ist nur, dass wir diese Fehlhaltung meist erst dann bemerken, wenn wir irgendwo Schmerzen bekommen. Also was sollen wir tun?

1. **Uns selbst stets aufmerksam betrachten und gelegentlich analysieren.**

2. **Erste Schmerzen nicht einfach ignorieren und so lange warten, bis sie nicht mehr von selbst verschwinden.**

3. **Die richtigen Übungen herausfinden und genau diese regelmäßig durchführen. Auch dann, wenn nichts wehtut.**

Ab einem gewissen Alter ist die Form unserer Wirbelsäule irreversibel. Das gilt jedoch nicht für Schmerzen! Deshalb macht es immer Sinn, aktiv zu werden und auch präventiv zu arbeiten!

Eine aufrechte Körperhaltung ist außerdem ein sehr deutliches Zeichen eines jungen, dynamischen und selbstbewussten Geistes und somit eine kostengünstige und effektive Anti-Aging-Maßnahme.

Zusammenfassung: Alle Übungen des folgenden Kapitels dienen der Aufrichtung des Beckens und Stabilisierung der Lendenwirbelsäule ebenso wie der Dehnung der Brustmuskulatur und Korrektur der Schulterhaltung durch die Kräftigung der Schulterblattfixatoren und Mobilisation der Brustwirbelsäule. Der Halswirbelsäule ist ein eigenes Kapitel gewidmet.

Viel Spaß beim Kennenlernen Ihrer persönlichen Haltung!

AUFRECHT STEHEN

HALTUNGS-ANALYSE

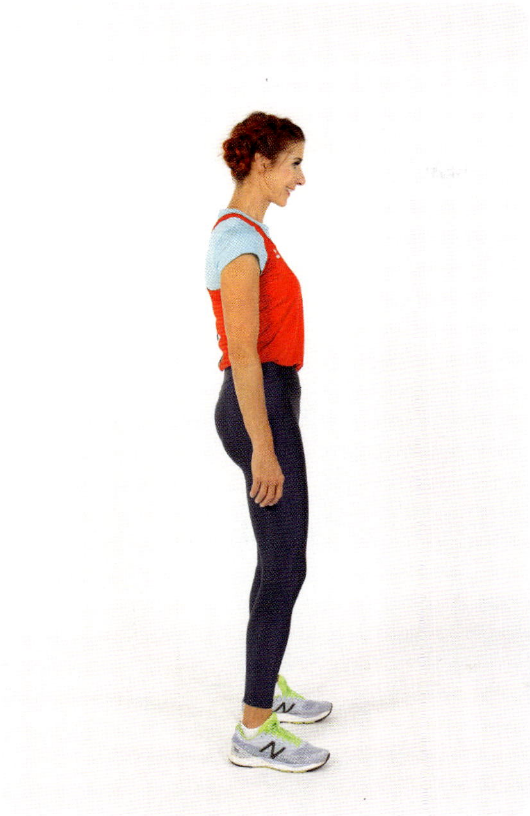

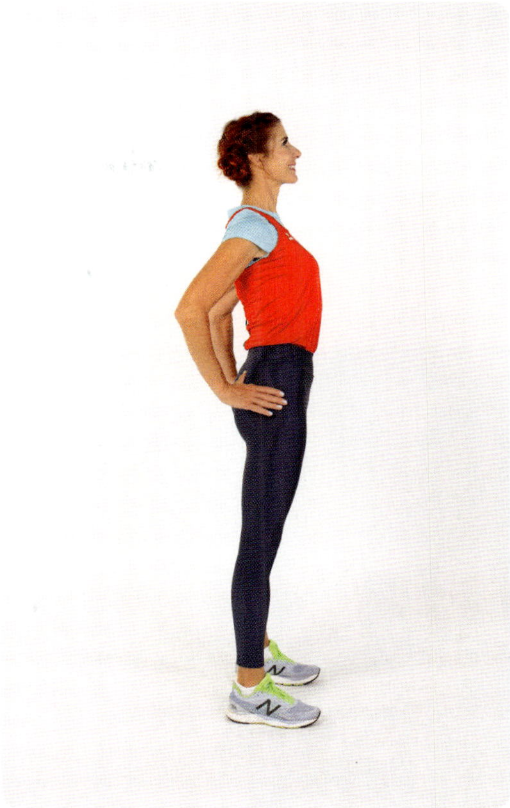

Ganzkörperbild von Haltung ohne Spannung:

- Knie leicht gebeugt, Becken kippt nach vorne
- Schultern fallen vor, HWS überstreckt

Ganzkörperbild von Haltung mit Spannung:

- Spannung wird über den Boden aufgebaut, Beinstreckung und Beckenaufrichtung mit Bauchspannung
- Aktivierung der Schulterblattfixatoren. Schultern und Kopf wandern nach hinten

AUFRECHT STEHEN

BEREICH OBERER RÜCKEN UND KOPFHALTUNG

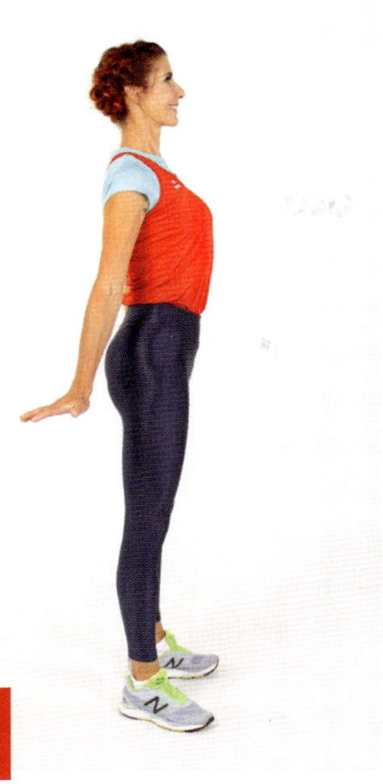

ca. 10-mal

Schulterblattfixatoren und Nacken aktivieren:

- Schulterblätter bewusst nach hinten unten spannen, Hände aufstellen und das Kinn anheben. Der Zug darf bis in die Fingerspitzen spürbar sein
- Ca. 5 s halten, lösen, wieder aktivieren

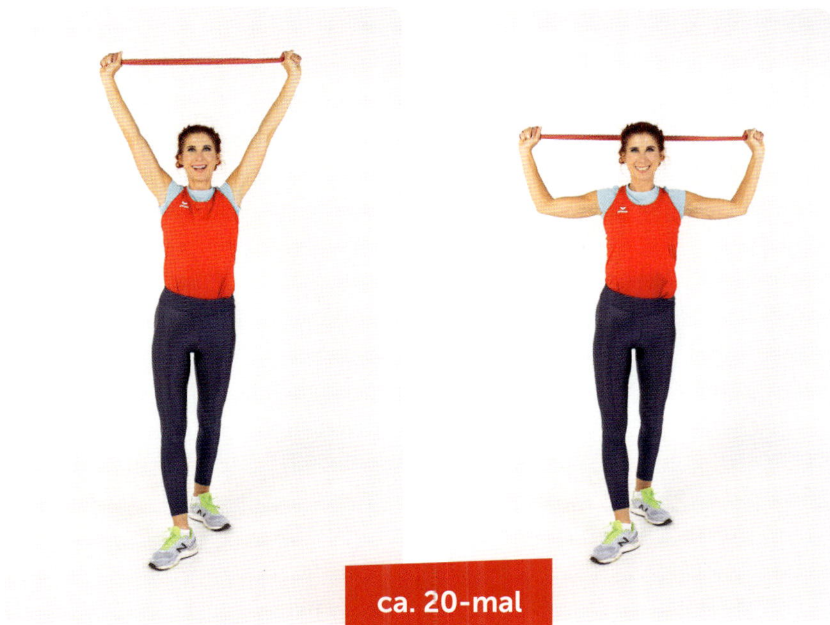

ca. 20-mal

Rückenzug:

- Theraband locker gespannt mit gestreckten Armen über den Kopf führen
- Ellbogen bis zur Waagrechten beugen, das Band wandert hinter den Kopf und wird dabei gespannt. Kopf aufrecht halten

Nackenpresse:

- Ellbogen beugen, Hände befinden sich auf Augenhöhe, aber hinter dem Sichtfeld. Arme in dieser Ebene nach oben strecken, zusammenführen und wieder beugen. Die gesamte Bewegung findet hinter dem Sichtfeld statt

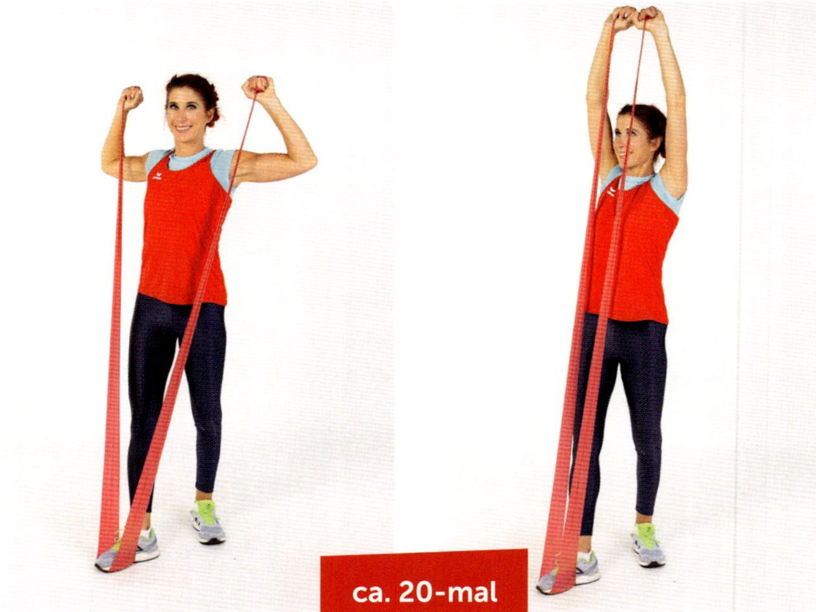

ca. 20-mal

TB nach hinten unten spannen:

- Ein Fuß steigt in die Bandschlaufe, Arme ganz strecken und Oberkörper aufrichten
- Schulterblätter zusammenführen, Arme nach hinten strecken und langsam wieder zurückführen

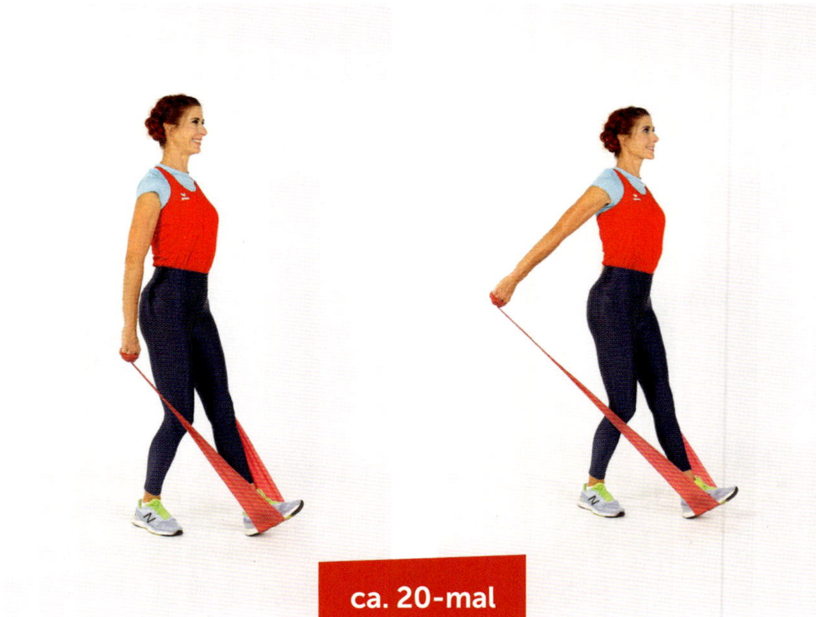

ca. 20-mal

AUFRECHT STEHEN

BEREICH UNTERER RÜCKEN: MOBILISIEREN UND KRÄFTIGEN

Mobilisieren Lendenwirbelsäule:

Beckenschaukel:

- Rückenlage, Beine aufstellen. Wechsel zwischen Hohlkreuz und flachem Rücken
- Gleichmäßiges Tempo, die Schulterblätter bleiben am Boden

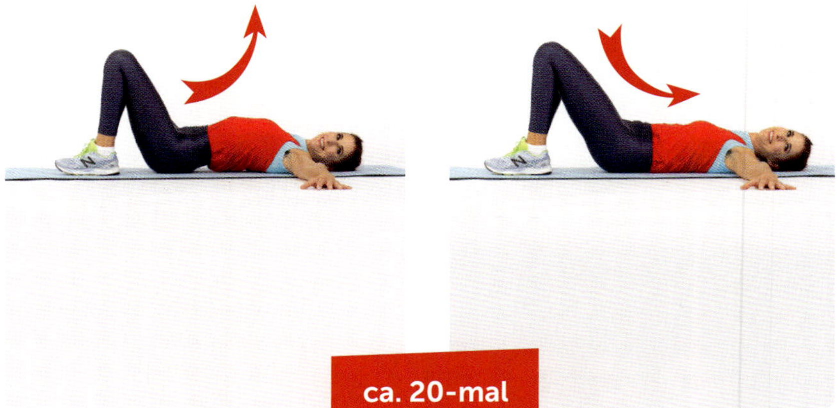

ca. 20-mal

8er in Rückenlage:

- Rückenlage, Beine aufstellen und Arme gestreckt und mit Handfassung oberhalb der Brust durchstrecken
- Knie nach links fallen lassen und die Arme in einer waagrechten, liegenden halben Achterbewegung nach rechts führen. Danach treffen sich Arme und Beine wieder in der Mitte. Dieselbe Bewegung zur anderen Seite

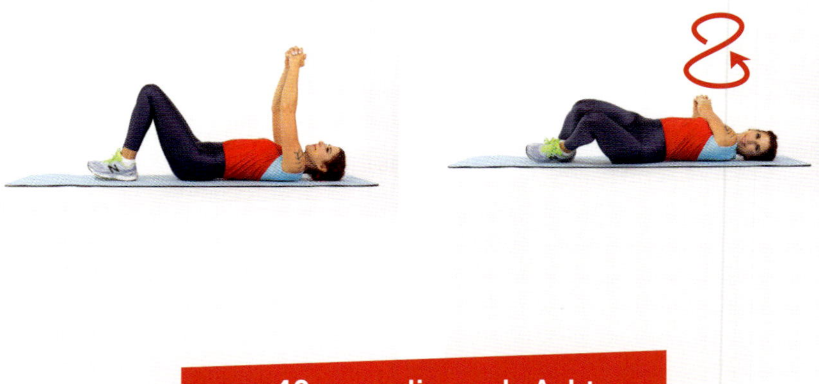

ca. 40 ganze liegende Achter

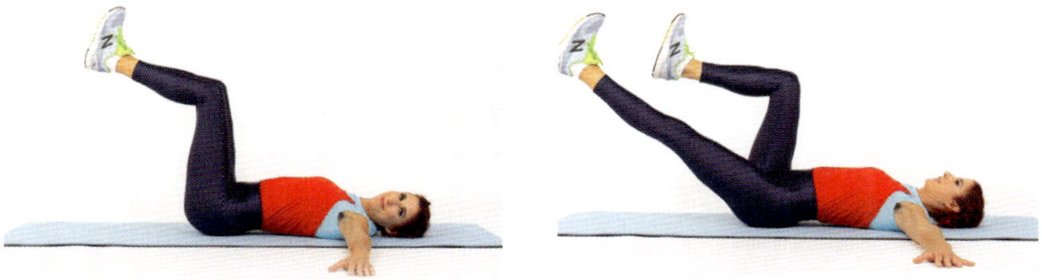

ca. 20-mal

Basis Bauchübung:

- Rückenlage, Beine im rechten Winkel anheben. Lendenwirbelsäule in natürlicher Haltung fixieren. Zehen anziehen, Bauchnabel Richtung Wirbelsäule ziehen und dann die Beine im Wechsel leicht strecken. Becken und Rückenposition bleibt dabei unverändert

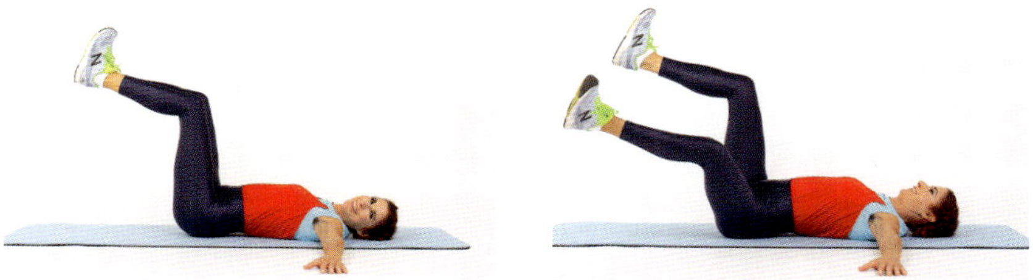

ca. 20-mal

Tiefenspannung mit Abduktion:

- Dieselbe Ausgangsposition wie oben. Rechtes Bein wird gebeugt zur Seite abgespreizt, linkes bleibt in Position. Bein zur Mitte zurückführen und die Bewegung auf der anderen Seite wiederholen. Bauchnabel bleibt eingezogen, der Lendenwirbelsäulenbereich unbewegt

Dehnung Körperrückseite und Hüftbeuger:

Langsitz mit Beinstreckung:

- Aufrechte Sitzposition mit angewinkelten Beinen. Hände stützen hinter dem Körper
- Bauchspannung aufbauen, Becken darf nicht nach hinten kippen! Zehen herziehen, Knie so weit durchstrecken, bis Zug auf der Beinrückseite spürbar ist. 5 Atemzüge halten

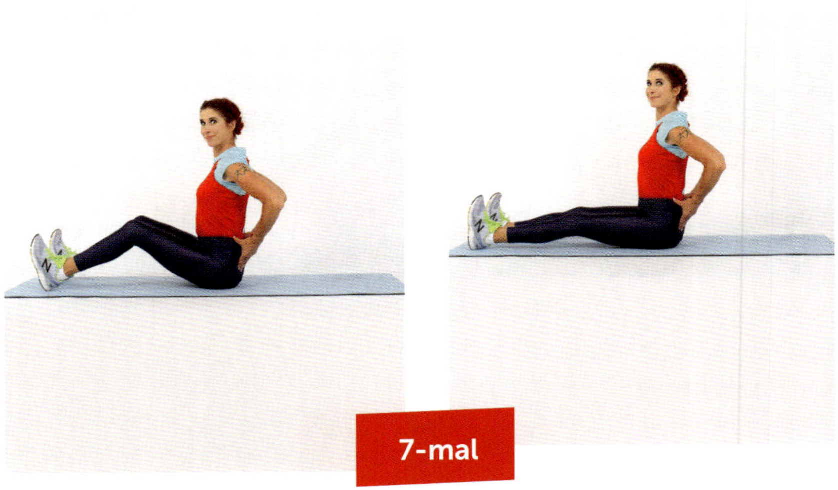

7-mal

Stolzer Ritter:

- Knieende Körperhaltung, ein Bein ist aufgestellt, das hintere Knie verschwindet unter dem aufgerichteten Oberkörper. Rechter Winkel in beiden Kniegelenken.
- Becken wird gerade nach vorne geschoben, bis ein deutlicher Zug in der Oberschenkelvorderseite und im Hüftbeuger des unteren Beins spürbar ist. Danach Arme über den Kopf strecken – Dehnung der Körpervorderseite. 5 Atemzüge halten

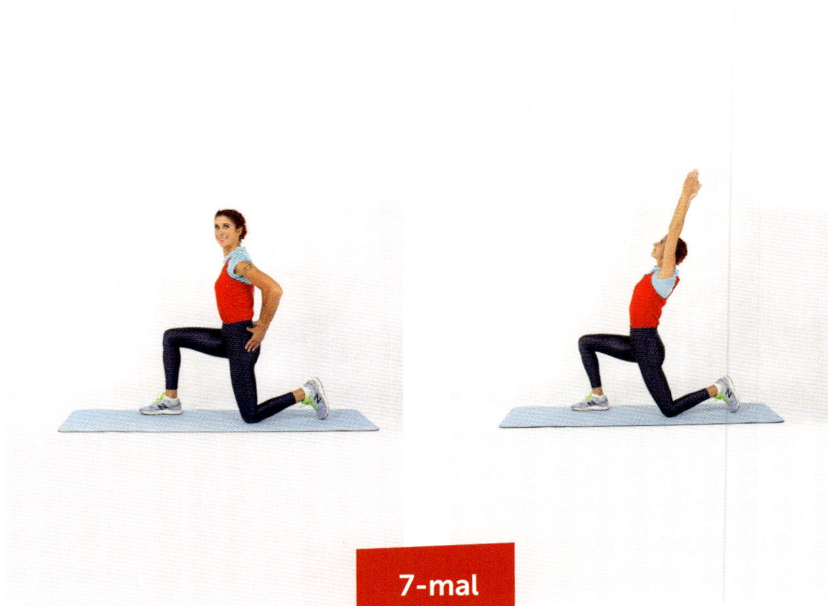

7-mal

SCHWERPUNKT WIRBELSÄULE – EIN KLASSISCH EFFEKTIVES TRAININGSPROGRAMM

EIN TRAINIERTER RUMPF ALS BASIS FÜR EIN LEBEN OHNE RÜCKENSCHMERZEN

Sie benötigen dazu:
eine Matte
einen Stuhl und
ein Theraband

Einführung

Wirbelsäulenprobleme sind das „Volksleiden" Nr. 1. Kaum jemand, der nicht schon einmal über einen gewissen Zeitraum mit Rückenschmerzen gekämpft hat. Manchmal ist der Grund dafür nur eine klassische Überlastung durch eine momentane einseitige, intensive Tätigkeit. Sehr oft jedoch ist der fehlende Trainingszustand unserer Rumpfmuskulatur schuld an den Schmerzen.

Hierbei trifft es nicht immer nur die „Bewegungsfaulen", sehr oft sind Rückenprobleme das Karriereende eines Spitzensportlers oder werfen den gut trainierten Hobbyathleten aus der Bahn.
Der Grund liegt in der Tiefe, genauer gesagt in der tiefen Bauch- und Rückenmuskulatur, denn diese stabilisiert die einzelnen Abschnitte unserer Wirbelsäule. Sie sorgt dafür, dass wir Flexions-, Extensions- und Rotationsbewegungen gut aushalten und hohes Gewicht heben können, ohne uns dabei zu verletzen. Diese intelligente Muskelpartie hat nur zwei Nachteile: Sie trainiert sich nicht von selbst, und sie löst im Falle eines Wirbelproblems sofort die Spannung, um gröberen Schaden zu verhindern.

Ein Beispiel: Würde diese autochthone Rückenmuskulatur im Falle einer Bandscheibenvorwölbung unverändert weiter auf Zug bleiben, wären der Druck auf die Nervenwurzel, der damit verbundene Schmerz und das Risiko weiterer Verletzungen wesentlich höher.
Dennoch brauchen wir gerade in diesem Fall Stabilität. Daher ist es wichtig, sofort nach Abklingen der Symptome mit einem Aufbauprogramm zu beginnen. Geschieht das nicht, kann es bei Wiederaufnahme der Belastung zu einer Ausweitung des Verletzungsareals auf benachbarte Wirbelabschnitte kommen.

Unser Körper ist ein Wunderwerk an Kompensation. Bei Überforderung der Tiefenmuskulatur übernimmt der lange Rückenstrecker die stabilisierende Funktion, ist damit jedoch völlig überfordert und reagiert mit schmerzhafter Verspannung. Es entsteht das scheinbare Bild eines völlig durchtrainierten, definierten Rückens, dessen Schwachstelle dennoch das Fehlen einer wichtigen Muskelgruppe ist, die man mit freiem Auge nicht sehen kann.

Ertasten aber kann man sie: Richten Sie den Oberkörper auf und legen Sie die Daumen seitlich neben den Rückenstrecker in den unteren Rücken. Ziehen Sie den Bauchnabel bewusst nach innen. Wenn Sie jetzt Bewegung unter Ihren Daumen spüren, dann haben Sie etwas ganz Wichtiges gelernt: nämlich die Aktivierung ihrer tiefen Rumpfmuskulatur.

Das explizite Training dieser Fertigkeit ist in keiner der mir bekannten Sportarten vorhanden, obwohl Körperspannung so oft zentrales Element ist. Wie zum Beispiel beim Turnen, Tanzen, Klettern oder Gewichtheben. Hier liegt also auch im Sport noch großes Potential.
Rumpftraining macht Sinn! Die Frage ist nur: Wie?

Ich habe die wichtigsten Elemente des Wirbelsäulentrainings in einem abwechslungsreichen Programm zusammengefasst.

Viel Freude und Erfolg damit!

EIN TRAINIERTER RUMPF ALS BASIS FÜR EIN LEBEN OHNE RÜCKENSCHMERZEN

LENDEN-WIRBELSÄULE

Mobilisieren im Vierfüßlerstand:

- Dreidimensionales Bewegen der Wirbelsäule in alle Richtungen. Auf den Knien abstützen, den Oberkörper vorbeugen, Rücken rund machen und in eine Hohlkreuzposition führen. Blick über die Schulter hinweg auf das Gesäß richten und so die Wirbelsäule dreidimensional durchbewegen. In Positionen, in denen die Dehnung als angenehm empfunden wird, einige Sekunden verharren und nachfedern

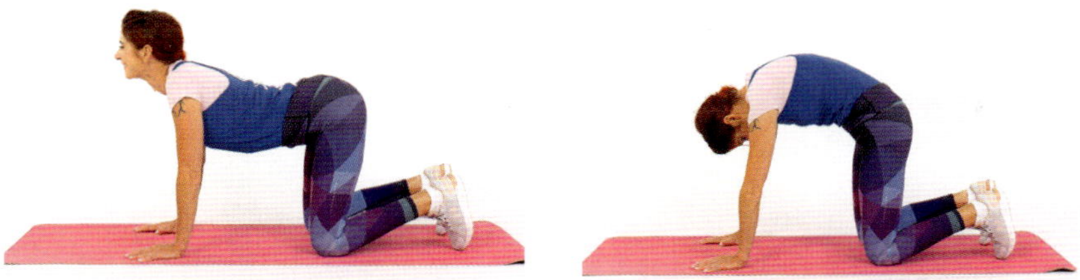

ca. 2-3 min

Knielift im Vierfüßler:

- Vierfüßlerposition wie oben einnehmen, den Bauchnabel nach innen ziehen und somit die Tiefenspannung aktivieren. Die Knie ein paar Zentimeter anheben und kurz verharren

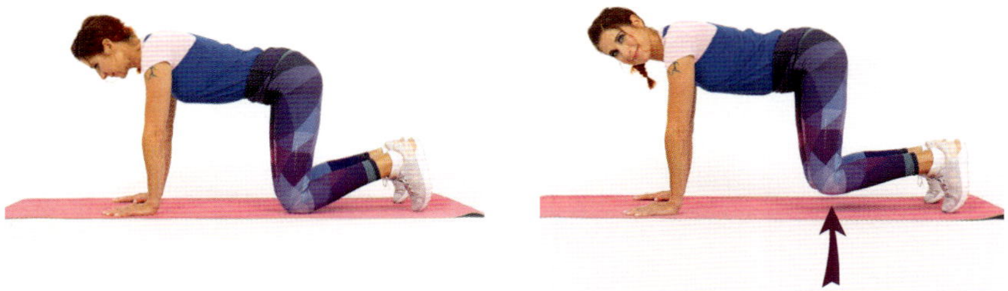

ca. 15-mal

Beine heben im Vierfüßler:

- Ausgangsstellung: Vierfüßlerstand, Bauchspannung aufnehmen
- Wechselweise rechtes und linkes Bein nach hinten abspreizen. Das WICHTIGSTE ist die völlig unveränderte Beckenposition

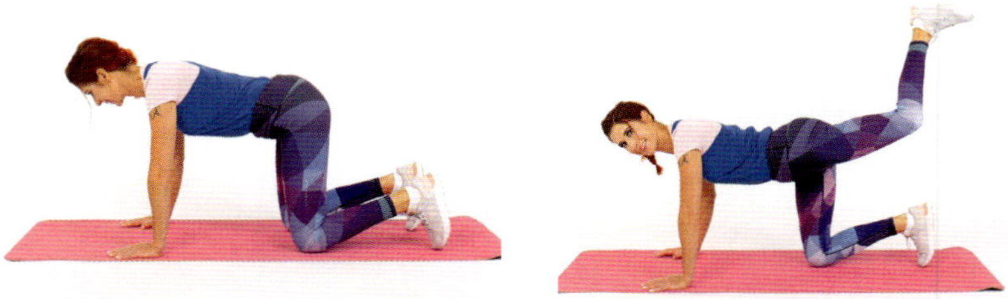

ca. 20-mal/Seite

Arme und Beine im Wechsel anheben:

- Ausgangsposition wie oben. Bauchnabel nach innen ziehen
- Gleichzeitig das rechte Bein gewinkelt möglichst weit anheben und den linken Arm gestreckt nach vorne führen. Das WICHTIGSTE ist die unveränderte Beckenposition. Das angehobene Bein soll abgewinkelt bleiben

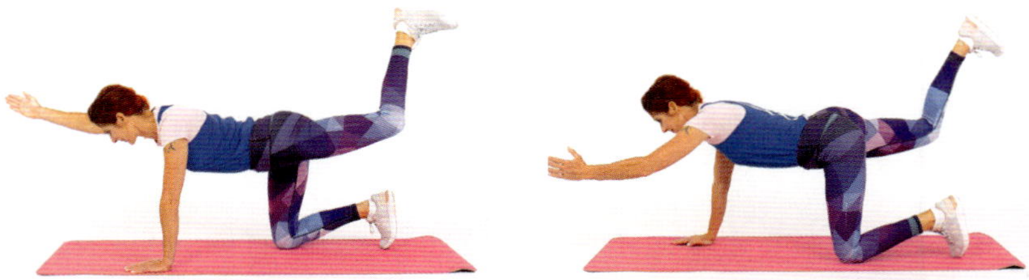

ca. 15-mal/Seite

Beine heben in Bauchlage:

- Bauchlage, die Stirn liegt auf den Händen
- Bauch und Gesäß anspannen, dann beide Beine anheben

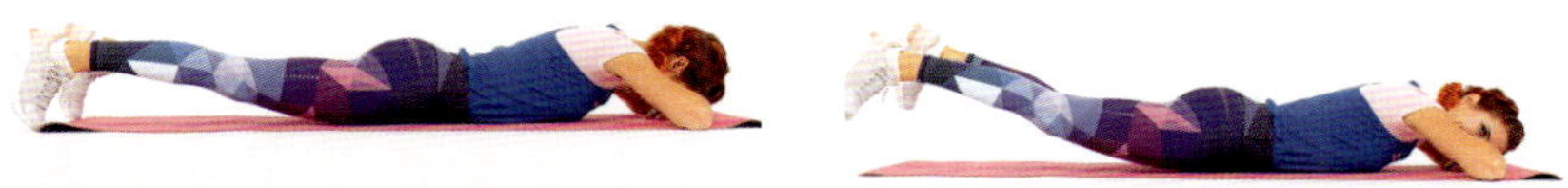

ca. 20-mal

Oberkörper und Beine in Bauchlage heben:

- Ausgangsposition wie oben, Arme sind nach vorne durchgestreckt, die Stirn liegt am Boden auf
- Durch ein Spannen im Bauch und Rücken und eine Aktivierung der oberen Rückenmuskulatur werden Beine und Oberkörper gleichzeitig angehoben und wieder abgesenkt. Langsam, nicht reißen!

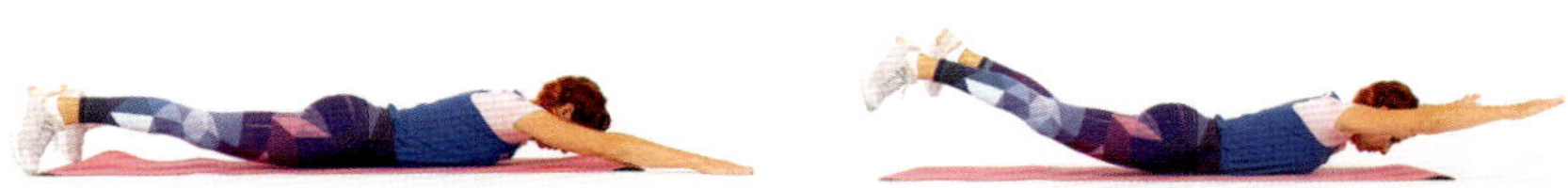

ca. 20-mal

Brücke einfach:

- Rückenlage, Beine aufstellen, Arme zur Seite abspreizen
- Bauchspannung aktivieren, Gesäß so weit wie möglich nach oben führen und langsam wieder absenken. Spannung immer am Beginn der Bewegung aufbauen

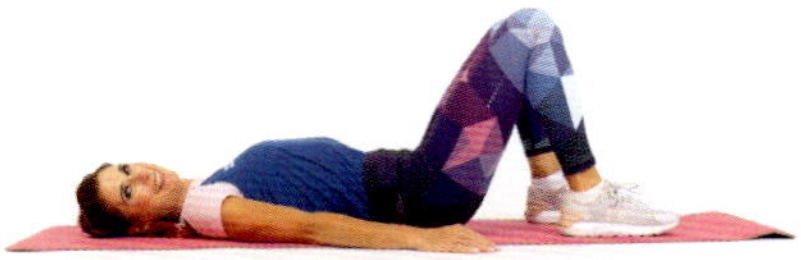

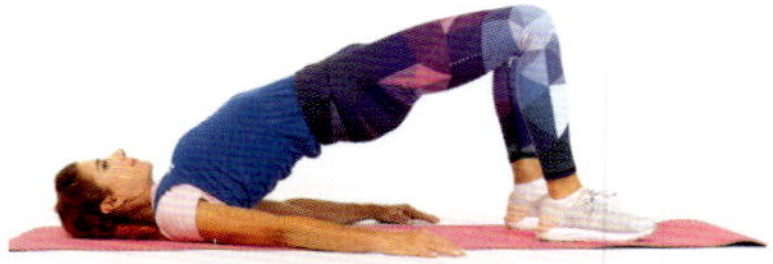

ca. 20-mal

Brücke für Fortgeschrittene:

- Rückenlage, Beine aufstellen, beide Arme hochstrecken. Ein Bein leicht gestreckt hochführen
- Mit einer Anspannung des Bauches und des Gesäßes das Becken so weit wie möglich anheben und wieder absenken. Nach 10 Wiederholungen Beinwechsel

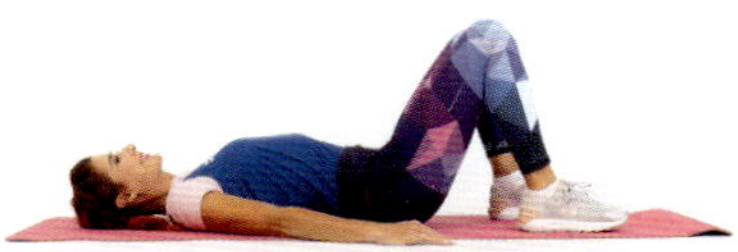

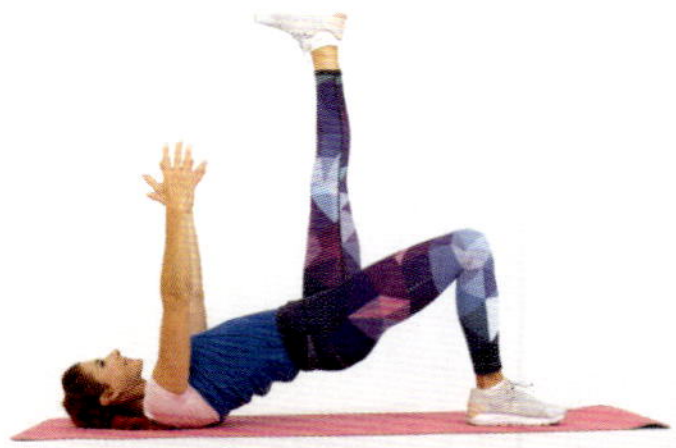

je 10-mal

EIN TRAINIERTER RUMPF ALS BASIS FÜR EIN LEBEN OHNE RÜCKENSCHMERZEN

DEHNUNG DER LIMITIERENDEN MUSKELGRUPPEN

Hüftbeuger – Stolzer Ritter:

- Knieende Körperhaltung, ein Bein ist aufgestellt, das hintere Knie verschwindet unter dem aufgerichteten Oberkörper. Rechter Winkel in beiden Kniegelenken
- Becken wird nach vorne geschoben, bis ein deutlicher Zug in der Oberschenkelvorderseite und im Hüftbeuger des unteren Beins spürbar ist. Danach Arme über den Kopf strecken – Dehnung der Körpervorderseite. 5 Atemzüge halten, lösen. Bein wechseln

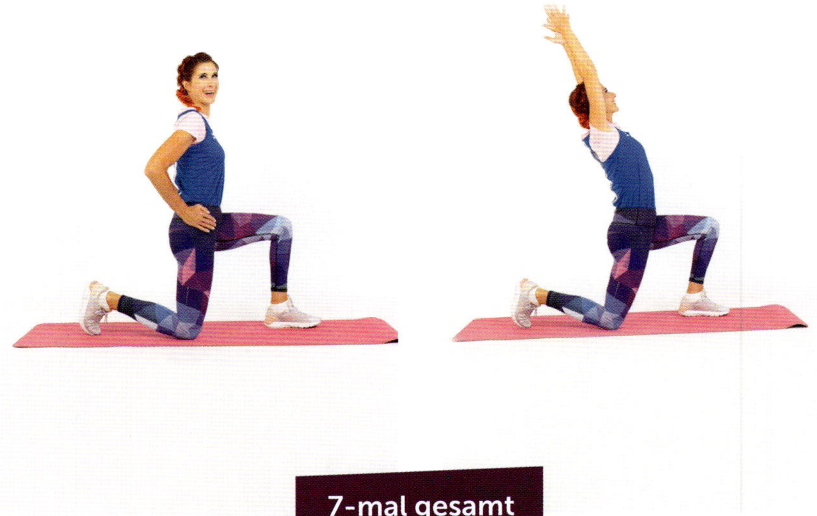

7-mal gesamt

Beinrückseite im Langsitz auf Polster:

- Sitz mit angewinkelten Beinen auf der Mattenrolle. Bauchspannung aktivieren, Zehen heranziehen und die Beine so weit strecken, bis ein deutlicher Zug an der Beinrückseite spürbar ist. WICHTIG: Das Becken darf nicht nach hinten ausweichen. 5 Atemzüge halten

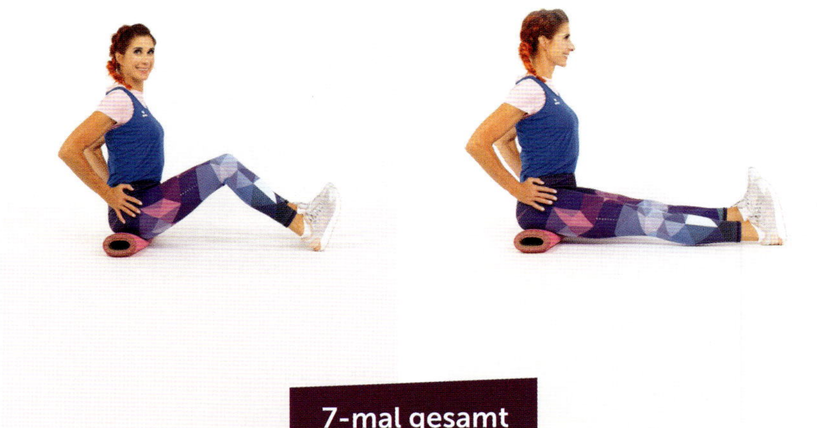

7-mal gesamt

EIN TRAINIERTER RUMPF ALS BASIS FÜR EIN LEBEN OHNE RÜCKENSCHMERZEN

MOBILISIERUNG UND KRÄFTIGUNG DER BRUSTWIRBELSÄULE AM STUHL

Seitdehnung im Sitzen:

- Aufrechter Sitz am Stuhl, nicht mit dem Rücken anlehnen, die Hände kreuzen im Nacken
- Linker Ellbogen wird nach oben geführt, gleichzeitig zieht das linke Becken nach unten. Seitliche Dehnung ist spürbar. Seitenwechsel

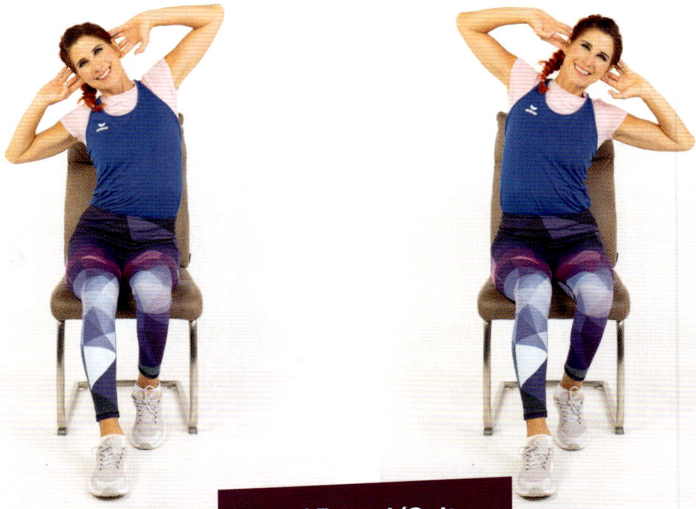

ca. 15-mal/Seite

Kleines Schaukeln mit gekreuzten Armen:

- Aufrechter Sitz wie oben, Arme vor der Brust verschränken
- Bauchspannung aufnehmen. Minimale Rotationsbewegung des oberen Rückens, die Lendenwirbelsäule und den Kopf nicht mitbewegen

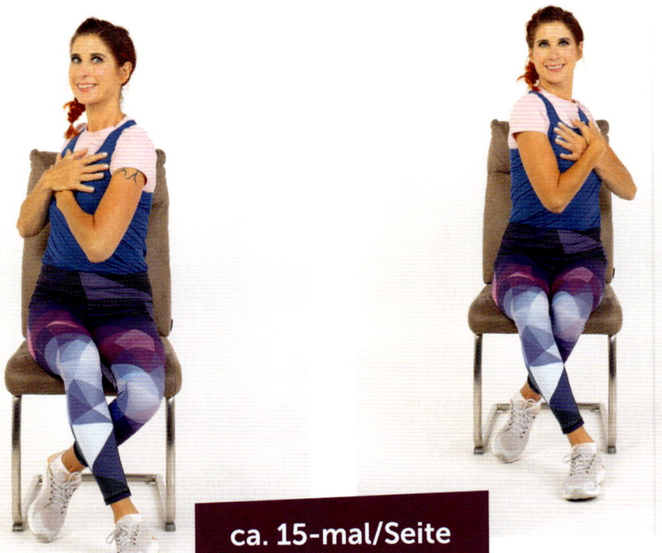

ca. 15-mal/Seite

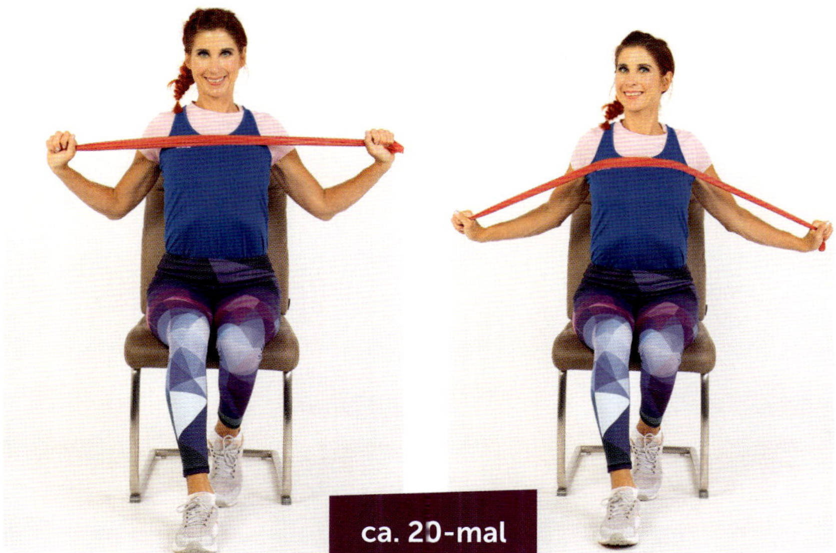

ca. 20-mal

Schmetterling mit Theraband:

- Aufrechter Sitz am Stuhl ohne Anlehnen. Theraband vor der Brust quer gespannt, Ellbogen sind gebeugt
- Mit einer leichten Streckbewegung der Ellbogen und einem Zusammenziehen der Schulterblätter wird das Band gedehnt und leicht nach unten bewegt
- Arme wieder zusammenführen, Theraband bleibt immer auf Zug

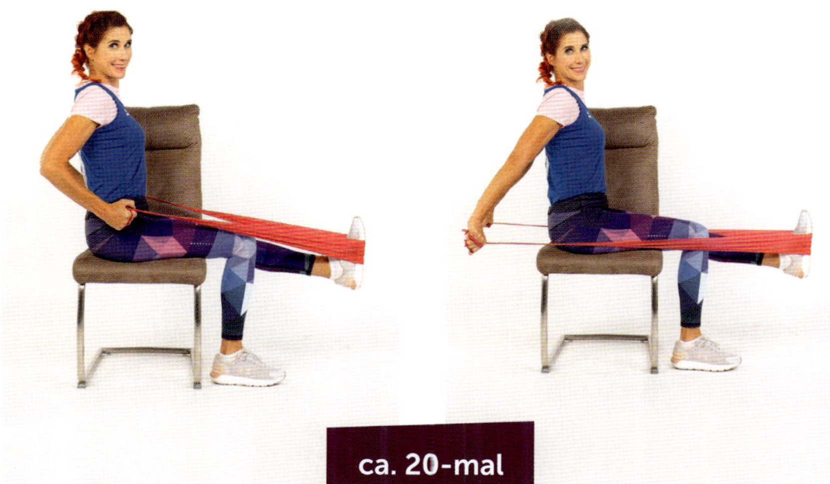

ca. 20-mal

Gestreckte Arme nach hinten führen:

- Ausgangsposition: Quersitz mit gebeugten Ellbogen. Fuß steigt in die Therabandschlinge, Handrücken zeigen nach vorne
- Schulterblätter zusammenziehen und Arme nach hinten strecken. Langsam zurück in die Ausgangsposition

Die Wirbelsäule im Stehen entlasten:

- Aufrechter Stand, Bauchnabel nach innen Richtung Wirbelsäule ziehen. Gewicht auf ein Bein verlagern, das andere langsam abheben, ohne dabei die Position des Beckens zu verändern. Position kurz halten, dann Bein absenken. Beinwechsel

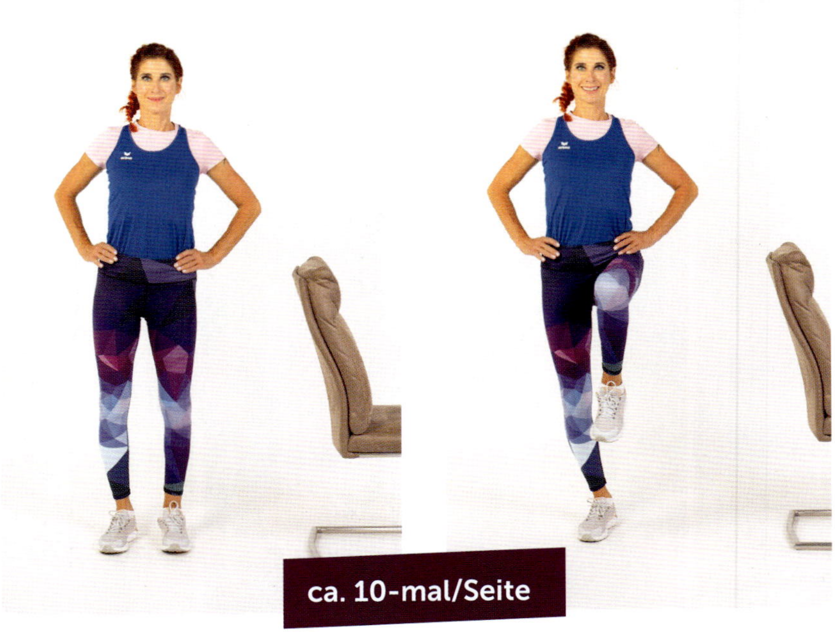

ca. 10-mal/Seite

Änderung der Beckenposition im Stehen:

- Aufrecht stehen, Gewicht von einem Bein auf das andere verlagern. Becken kippen und immer wieder in eine neue Position bringen, um einzelne Muskelpartien nicht zu überlasten

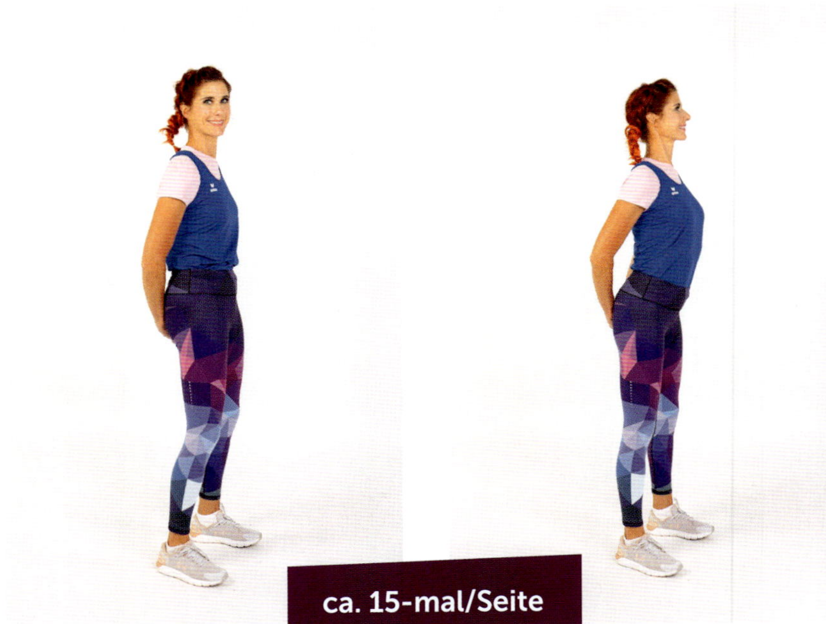

ca. 15-mal/Seite

EIN KRÄFTIGUNGS- UND STABILISIERUNGSPROGRAMM ALS „WUNDERMITTEL" BEI KNIEPROBLEMEN.

BEINACHSEN-TRAINING

Sie benötigen dazu:
eine Matte
einen Stuhl und
ein Theraband

Einführung

Haben Sie schon einmal einen genaueren Blick auf Ihre Beine geworfen? Weisen diese eher eine O-Bein- oder eine X-Beinstellung auf? Auch eine Mischform kann vorkommen. Oder gehören Sie zu den wenigen Menschen, die ganz gerade Beine haben?
Sie können dies mit den ersten beiden Übungen des folgenden Programms leicht herausfinden.

Dieses Kapitel beschäftigt sich mit dem Training der Beinmuskulatur.
Sie werden staunen, wie leicht Ihre gekräftigten Beine Sie auf Berge tragen, wie schnell Sie mit dem Fahrrad gegen den Wind fahren können, und wie gut es sich anfühlt, beim Laufen oder Gehen nicht so rasch zu ermüden.

Die folgenden Übungen sind außerdem, richtig angewandt, Hilfe zur Selbsthilfe bei Sprunggelenk-, Knie- oder Hüftproblemen. Denn diese sind oft Resultat einer Beinachsenfehlstellung, sprich zu starker O-Bein- oder X-Beinstellung.
Gelenkschmerzen können eine Abwärtsspirale aus Bewegungsmangel und Übergewicht auslösen. Beides muss nicht sein, wenn man langsam und mit Gefühl für den eigenen Körper vorgeht.

Unsere Muskulatur ist für die Gelenke wie der Stoßdämpfer eines Autos. Je besser sie ausgeprägt ist, desto weniger wird die empfindliche Knorpelsubstanz belastet. Wer mit mangelhaften Stoßdämpfern und voll beladen im Höchsttempo über Schotterstraßen rast, wird das vermutlich nicht lange tun.
Genau so verhält es sich mit unseren Gelenken. Eine Beinachsenfehlstellung ist keine Seltenheit und bei jungen Menschen mit trainierter Muskulatur oft völlig unauffällig. Problematisch wird es meist erst später, denn der Druck im Gelenk verteilt sich nicht auf die ganze Fläche, sondern nur auf einen kleinen Teil davon. Genau hier liegt die Schwachstelle, genau hier wird der Knorpel immer dünner, und wichtige Gelenkanteile, wie Menisken oder stabilisierende Bänder, leiden. Die Folge sind Entzündungen und starke Schmerzen, die sich durch die Einnahme von Medikamenten und Ruhigstellung meist vorübergehend bessern, aber bei Belastungsaufnahme sofort wieder aufflammen.
Meistens bewegt man sich dann weniger und isst dasselbe – oder mehr. Womit wir wieder beim überladenen Auto mit den schlechten Stoßdämpfern wären ...

Was können wir tun?

1. Wir können unsere Beinachsenfehlstellung mit individuell angepassten orthopädischen Schuheinlagen ausgleichen. Durch die gleichmäßige Druckverteilung an der Fußsohle bei Bodenkontakt wird die asymmetrische Belastung in den Gelenken sofort gemindert. Nach einer gewissen Gewöhnungszeit stellen sich eine Verbesserung des Gleichgewichts und eine Reduktion der Schmerzen ein. Übrigens – barfuß gehen ist gut, aber sicher nicht für jeden und zu jeder Zeit. Wenn wir Gelenkprobleme, verbunden mit einer Beinachsenfehlstellung, haben, sollten wir eher versuchen das Fußgewölbe gezielt mit Übungen zu trainieren (siehe Übung „Fußgewölbe heben“ oder „abrollen über die Innen- oder Außenkanten“), als stundenlang barfuß zu gehen, siehe die erwähnte „Stoßdämpferproblematik“.

2. Wir können mit der „Mechanikerarbeit“ an unserer Muskulatur beginnen, denn nichts ist schlimmer für ein Gelenk als Inaktivität. Der Knorpel braucht regelmäßige Bewegung, um durch die Gelenkflüssigkeit ernährt zu werden, egal wie abgenützt er ist. Arthrose bedeutet nicht zwingend Schmerzen zu haben. Diese entstehen durch immer wiederkehrende Entzündungen bei falscher Belastung. Daher ist es umso wichtiger zu wissen, wie man beginnt:

Schritt Nummer 1 beim Training mit Gelenkproblemen:
Führen Sie Bewegung ohne Belastung des Körpergewichts durch. Sprich im Liegen, am Fahrrad oder im Wasser. Versuchen Sie den vollen Bewegungsumfang wiederzuerlagen oder zu erhalten, denn ein nicht bewegtes Gelenk versteift sich von selbst. Erst wenn diese Bewegung schmerzfrei abläuft, gehen Sie einen Schritt weiter:

Schritt Nummer 2 beim Training mit Gelenkproblemen:
Bevor Sie wieder Sport betreiben, sichern Sie Ihr Gelenk durch muskuläre Stabilität. Das heißt: Analysieren Sie Ihre Beinachsen und gleichen Sie ein daraus entstandenes muskuläres Ungleichgewicht durch die richtigen Übungen aus. Im Zweifel ist es immer besser, einen Physiotherapeuten zu kontaktieren, der ein individuelles Übungsprogramm erstellt.

Die Beinachsenstellung bei Erwachsenen ist irreversibel, nicht aber deren Auswirkung und Fortschreiten. Gezieltes Training verbessert die Stabilität der Gelenke, das Gleichgewicht und reduziert Schmerzen.
Ich selbst lebe seit über 20 Jahren mit einer Sprunggelenk-Endoprothese infolge eines schweren Kletterabsturzes. Außerdem habe ich ein O-Bein und ein im Sprunggelenk gerade gestelltes Bein. Es geht mir gut, weil ich auf mich achte und immer in Bewegung bin.

Zusammenfassung:
Unsere Gelenke brauchen Bewegung. Bei Schmerzen ist es ist wichtig zu wissen, was man wann tun kann: Führen Sie öfter zyklische Bewegung, möglichst ohne die Belastung des Körpergewichts, durch, um die Ernährung des Knorpels zu fördern. Zum Beispiel Radfahren oder Schwimmen. Vermeiden Sie stoßartige Belastungen wie Springen oder rasches Abbremsen und Beschleunigen. Ungünstige Sportarten in einer Schmerzphase sind daher Fußball, Tennis, Volleyball oder ähnliche Bewegungsformen.
Sorgen Sie für ausreichende Stabilität durch die Kräftigung der gelenknahen Muskulatur, und gleichen Sie ein Defizit aus, bevor die sportliche Aktivität wieder uneingeschränkt ausgeübt wird. Schmerz ist immer ein Warnsignal, aber das Schlimmste, was man einem Gelenk antun kann, ist, es nicht zu bewegen.
In diesem Sinne: Legen wir los, Sie werden staunen!

BEINACHSENTRAINING

ANALYSE DER BEINACHSEN:

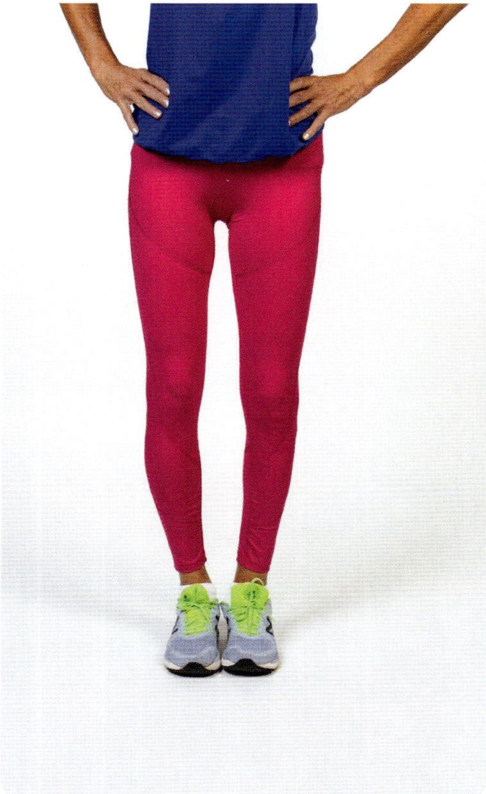

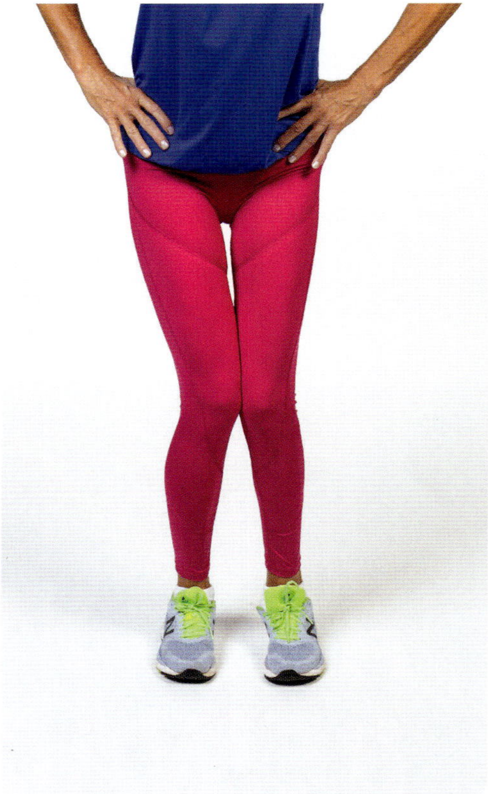

O-Beinstellung/X-Beinstellung:

- Aufrechter Stand vor dem Spiegel, Füße schließen und Beine so gut wie möglich durchstrecken
- O-Beinstellung: Die Knie berühren sich nicht, bzw. es liegt ein Spalt vor. Sichelartige Unterschenkelkrümmung nach außen. Die Hauptbelastung auf der Fußsohle liegt an der Außenseite, dies ist auch sichtbar an der punktuell verhärteten Haut in diesem Bereich.
  Die Kräftigung der Beininnenseite hat Vorrang, siehe blau markierte Übungen ●
- X-Beinstellung: Die Knie berühren sich, ebenso die Oberschenkelinnenseite. Die Unterschenkel weisen nach außen. Hauptbelastung auf der Fußsohle liegt an der Innenseite, sichtbar an der Hautverhärtung im inneren Fersen- und Ballenbereich.
  Die Kräftigung der Beinaußenseite hat Vorrang, siehe rot markierte Übung ●

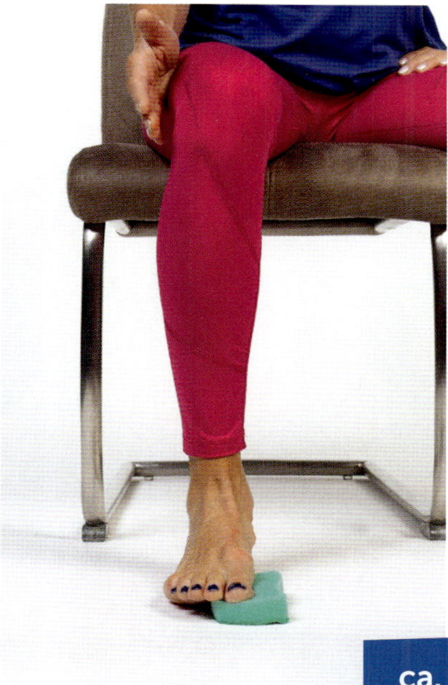

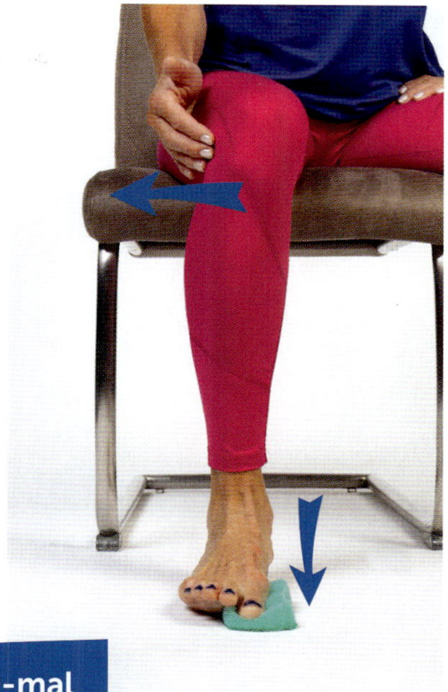

ca. 20-mal

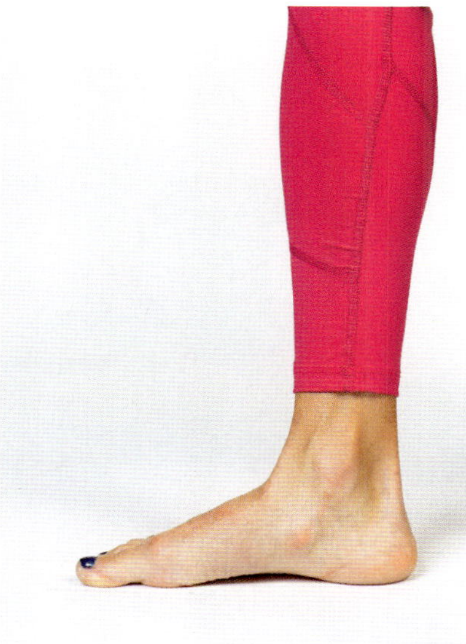

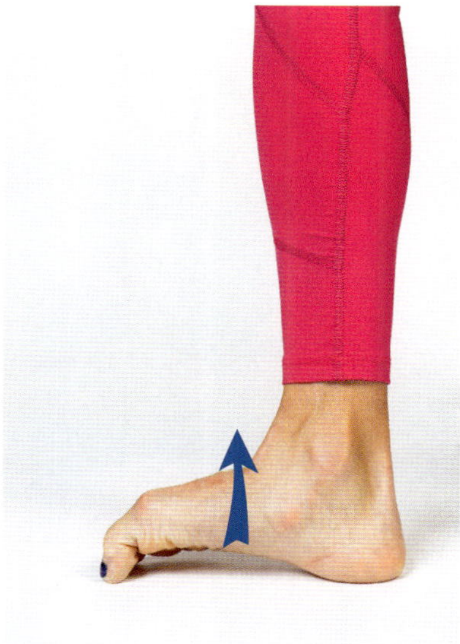

ca. 20-mal

Beinachsentraining am Stuhl:

Kreuzspannung aufbauen sitzend:

- Schuhe ausziehen, immer einbeinig üben. Die große Zehe, wenn möglich, auf einem Schwamm positionieren, das Knie genau darüber stellen und die Finger locker an der Außenseite ablegen
- Gleichzeitig Druck mit dem großen Zeh auf den Schwamm ausüben und mit dem Knie nach außen auf die dagegenhaltenden Finger drücken. Das Knie soll, trotz des gleichzeitigen Drucks nach innen unten bzw. oben außen, weder nach innen noch nach außen kippen. Geduld! Das ist nicht einfach!!

Fußgewölbe heben:

- Schuhe ausziehen und einbeinig üben. Fuß locker aufsetzen
- Die Zehen Richtung Ferse ziehen, das Fußgewölbe hebt sich, Spannungserhöhung entlang der Fußsohle

Beinachsentraining stehend und gehend:

Achsenparallel, ein Bein steigt vor und zurück:

- Gewicht auf das Standbein verlagern. Knie, Hüfte und Schultern stehen parallel
- Vor- und zurücksteigen mit einem Bein, Fersen bzw. Zehen aufsetzen, die Stellung der Achsen bleibt unverändert parallel

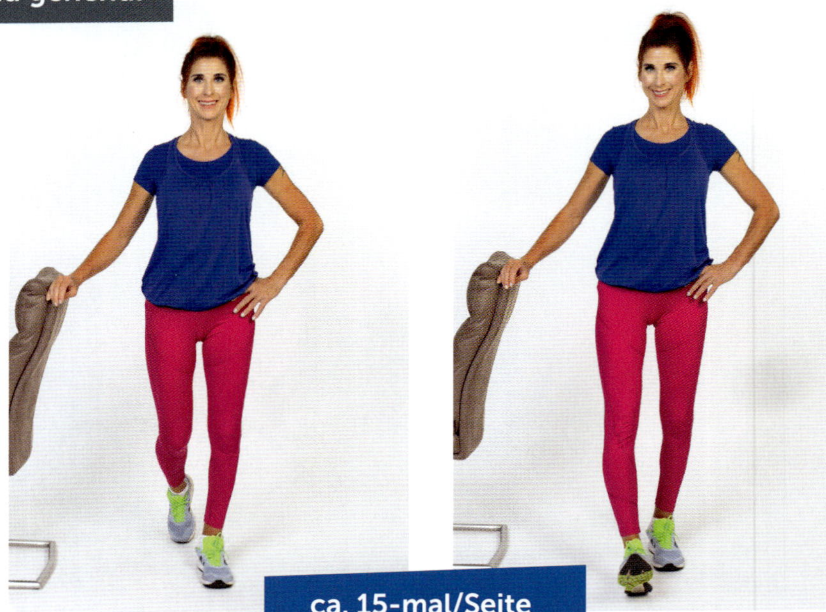

ca. 15-mal/Seite

Abrollen über die Fußinnen- bzw. -außenkante:

- Vor- und zurückgehen, einmal auf den Fußinnenseiten, dann auf den Fußaußenseiten

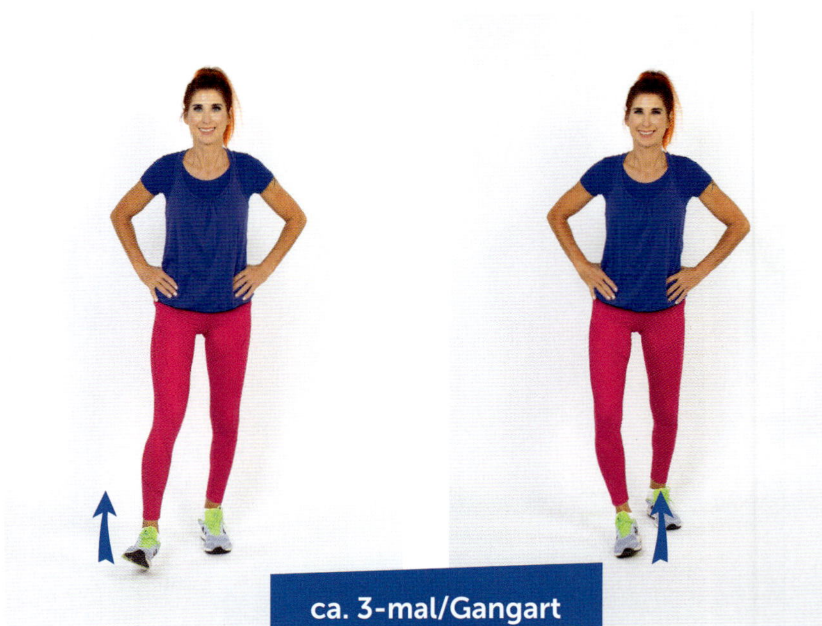

ca. 3-mal/Gangart

Kräftigung Beininnenseite, stehend und sitzend

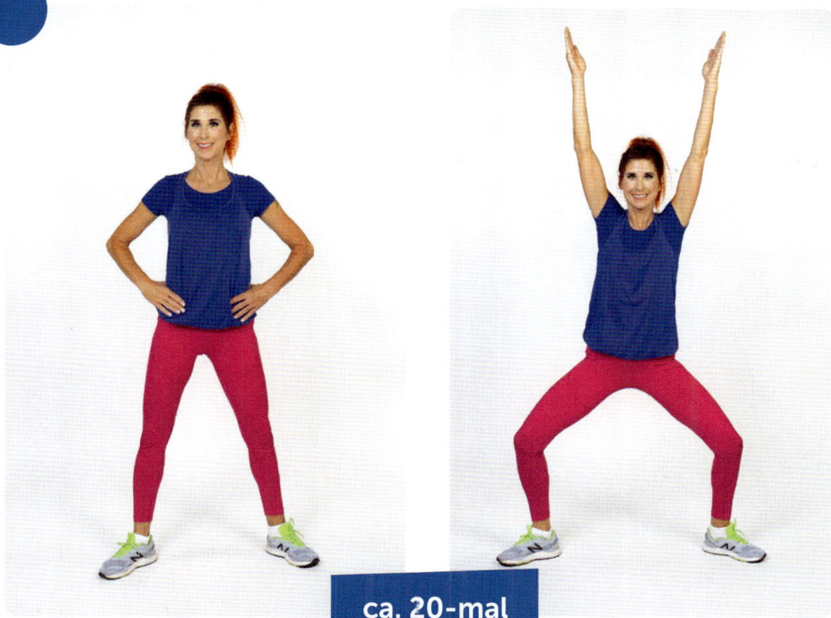

ca. 20-mal

Weite Kniebeuge:

- Hüftbreiter Stand, Hände liegen in der Körpermitte, Füße zeigen leicht nach außen
- Knie beugen und über die Zehen schieben. Knie spannen nach hinten, Becken nach vorne. Arme nach oben durchstrecken und möglichst weit nach hinten führen. Zug an der Innenseite der Oberschenkel und im Gesäß spürbar. Beine beugen. In die Ausgangsposition zurückkehren

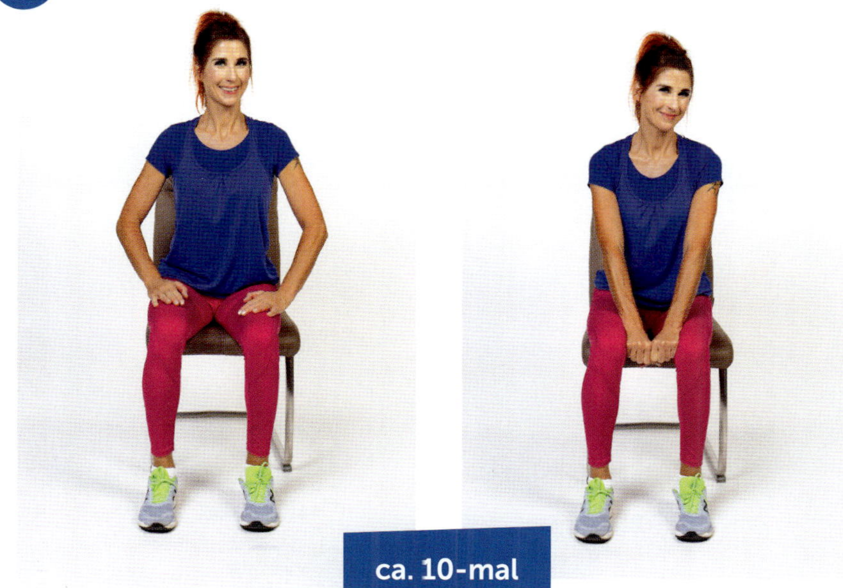

ca. 10-mal

Fäuste mit den Knien zusammendrücken:

- Aufrechter Sitz auf dem Stuhl ohne Anlehnen. Die Fäuste zwischen die Knie legen, Daumen verstecken
- Knie so fest wie möglich zusammendrücken, 5 s halten, lockerlassen und die Spannung wieder aufbauen

Kräftigung Beinaußenseite:

Kniebeuge mit Druck nach außen:

- Theraband einfach (leicht) oder doppelt (fortgeschritten) oberhalb der Knie verknoten. Hüftbreiter Stand, Hände in der Körpermitte ablegen
- Knie beugen und dabei leichten Druck nach außen gegen den Widerstand des Bandes ausüben. Knie wieder strecken und die Bewegung mehrmals wiederholen

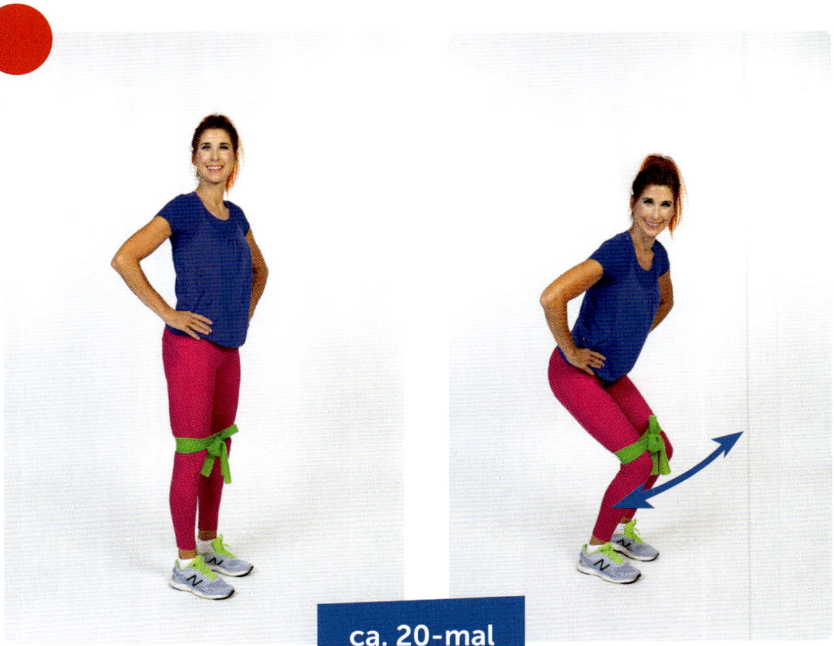

ca. 20-mal

Seitwärtsgehen in der Kniebeuge mit Theraband:

- Theraband um die Knie binden, wie in der vorhergehenden Übung beschrieben. Dieselbe Ausgangsposition
- Knie beugen, und in dieser Position 8 Schritte nach rechts und dann nach links gehen, wobei das nach außen steigende Bein gegen den Widerstand des Bands arbeitet

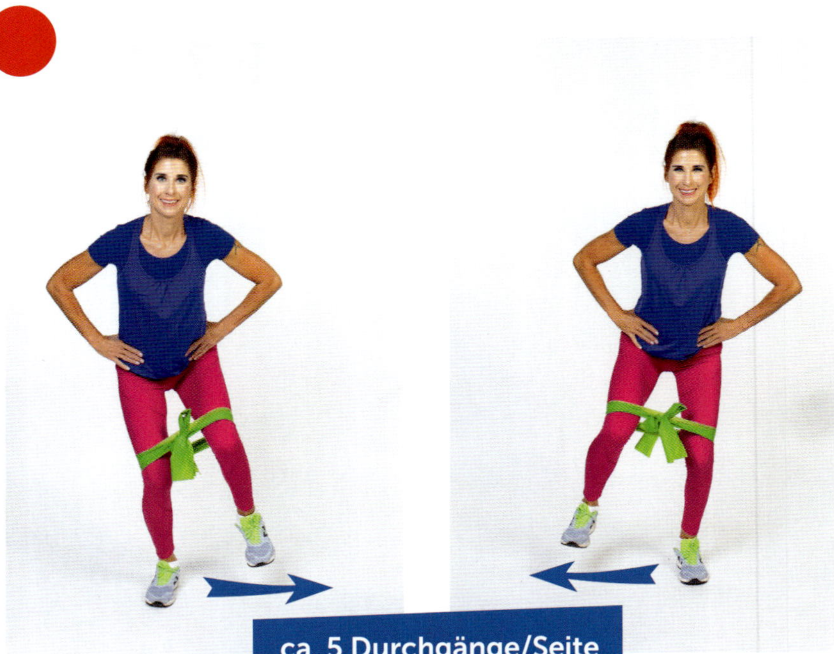

ca. 5 Durchgänge/Seite

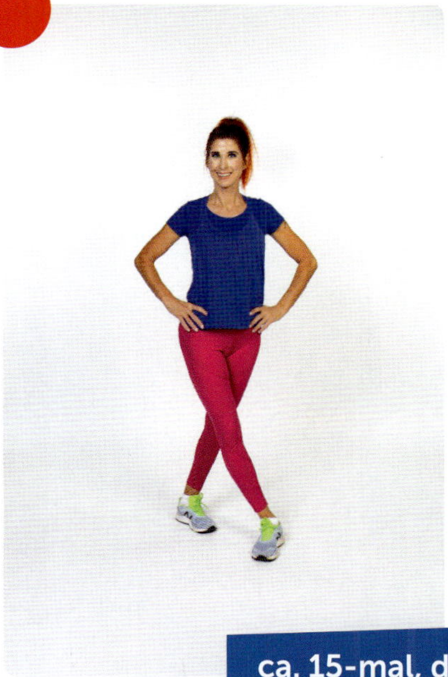

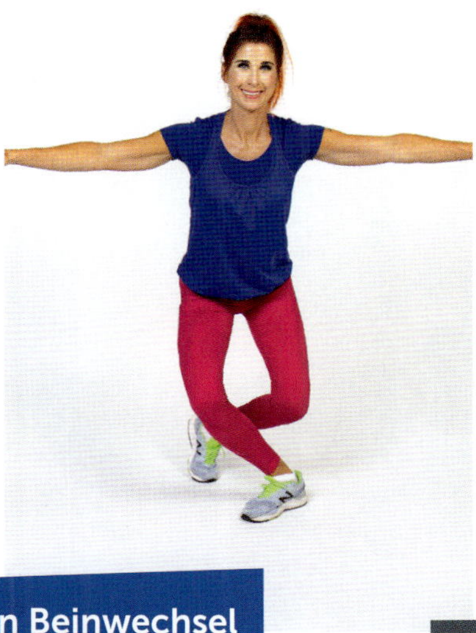

ca. 15-mal, dann Beinwechsel

Rückwärtskreuzen:

- Rechtes Bein kreuzt hinter linkes. Hände stützen in der Hüfte ab, Gewicht auf beide Beine gleichmäßig verteilen
- Knie gleichzeitig beugen. Arme zur Seite strecken. Hintere Ferse hebt sich ab. Bewegung an der Oberschenkelaußenseite des vorderen Beins und im Gesäß des hinteren Beins spürbar

Kräftigung Beinrückseite und Oberschenkel allgemein:

Tiefe Kniebeuge mit Fersenerhöhung und Knöchelgriff:

- Matte zusammenschlagen und Beine mit den Fersen daraufstellen. Knie maximal beugen und mit den Händen von außen an die Knöchel greifen. Schwerpunkt kommt durch die Mattenerhöhung etwas tiefer
- Knie leicht durchstrecken und wieder beugen

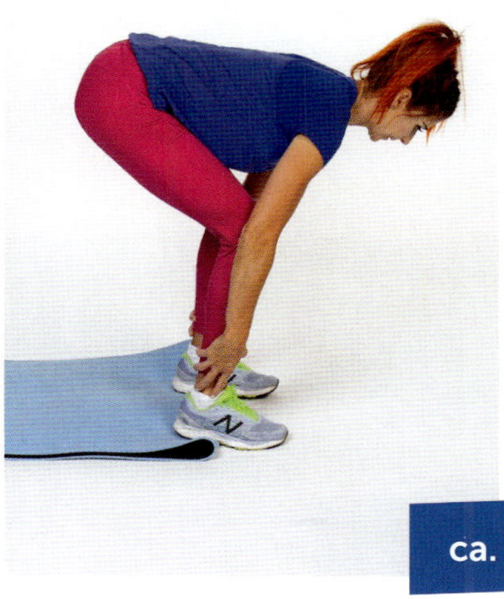

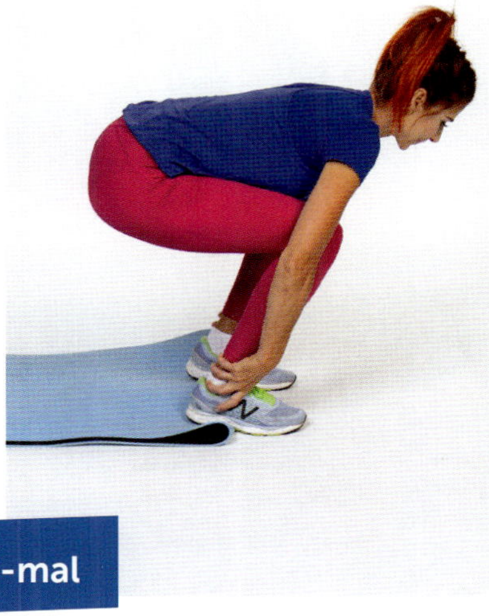

ca. 20-mal

Kniebeuge im Ausfallschritt:

- Großer Ausfallschritt, freistehend oder mit Anhalten an der Stuhllehne
- Beide Knie so weit beugen, bis das hintere fast den Boden berührt und unter dem aufrechten Oberkörper verschwindet. Zug im Gesäß des vorderen Knies und an der Oberschenkelvorderseite des hinteren Beins spürbar. Knie strecken und wieder beugen

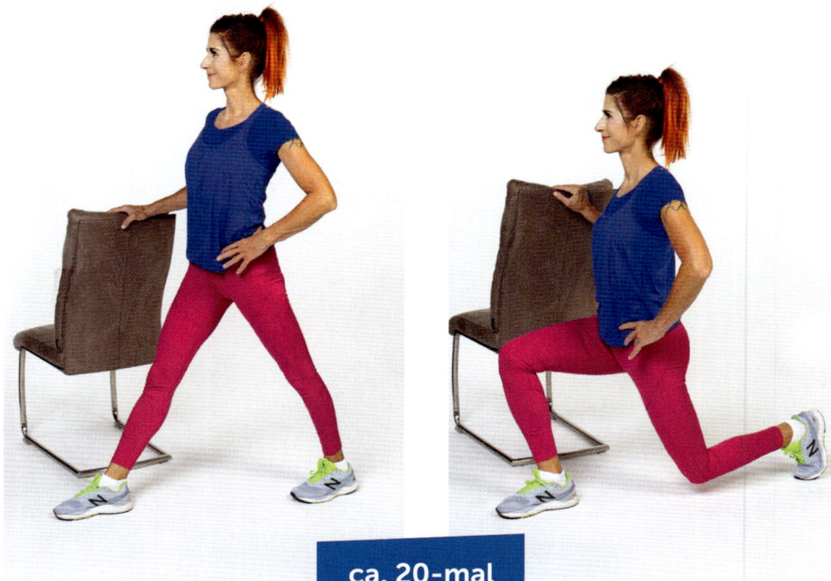

ca. 20-mal

Training des Fußgewölbes im Stehen:

Fußaußen- und Fußinnenseite heben:

- Hüftbreiter Stand, Knie leicht beugen und Hände darauf ablegen
- Wechselweise die Innen- bzw. Außenseite der Fußsohle anheben

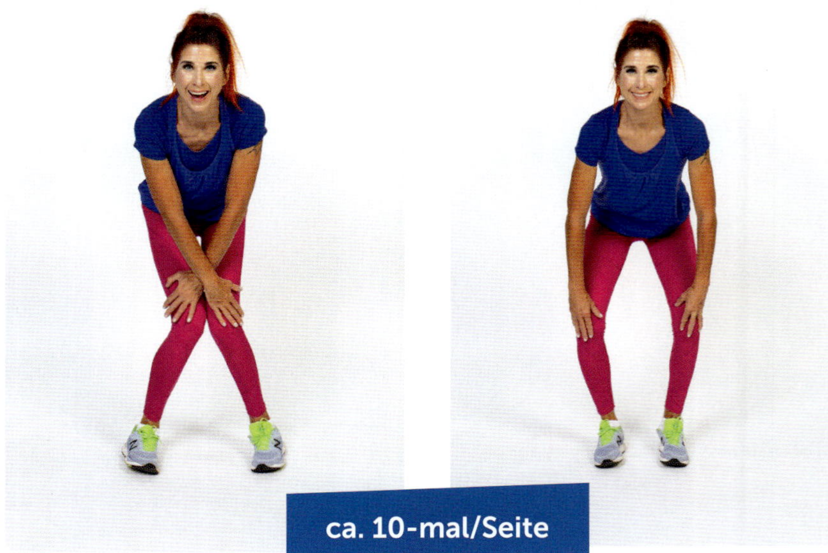

ca. 10-mal/Seite

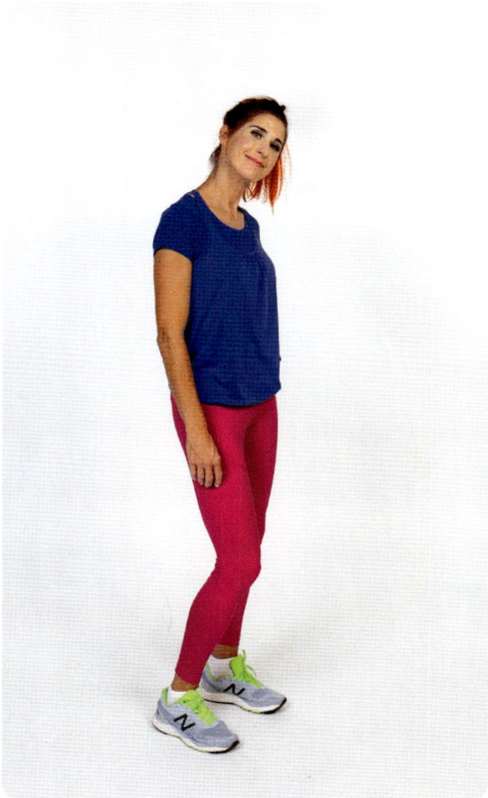

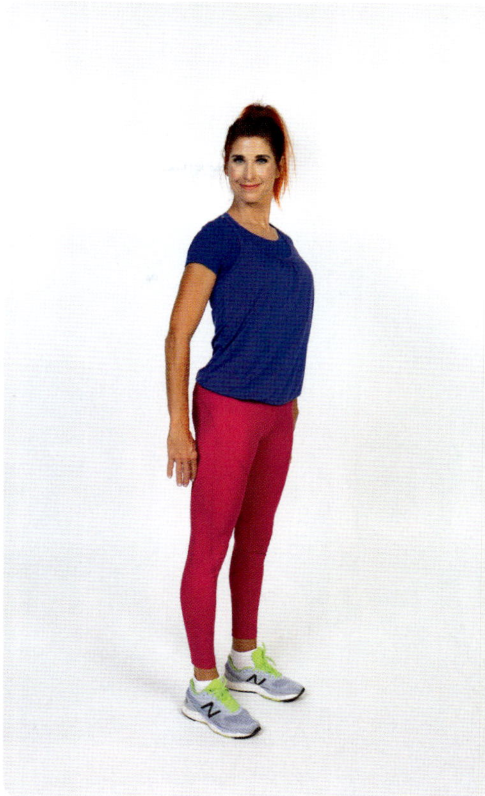

Bewusstes Stehen:

- Normale Alltagshaltung ohne Körperspannung einnehmen. Diese ist meist asymmetrisch, mit leicht gebeugten oder überstreckten Knien

- Beide Fußsohlen gleich belasten und Druck gleichmäßig verteilen, Beine kontrolliert durchstrecken. Becken aufrichten und die Knie-, Hüft-, Schulterachse parallel ausrichten. Spannung halten und gut einprägen. Im Laufe des Tages immer öfter wiederholen

„KONASCHU“ MUSS NICHT SEIN

NACKENSCHMERZEN EINFACH WEGTURNEN

Sie benötigen dazu:
eine Matte und ein Theraband

Einführung

Die Ursachen für Kopf-, Nacken- und Schulterschmerzen sind mindestens genauso vielfältig wie deren Symptome. Sehr oft sucht man vergeblich danach. Schwindel, Kopfschmerzen bis hin zu Migräne, einschlafende Finger, Sehschwäche, Bewegungseinschränkung und das Gefühl, eine „Zange im Nacken“ zu haben, ... die Liste ist lang.

Zahlreiche Untersuchungen, vom Röntgen bis hin zur Magnetresonanz und dem Hals-, Nasen-Ohrenarzt bringen, wenn überhaupt, oft nur Teilerkenntnisse. Ehrlich gesagt, ist dies auch das Beste, was man sich wünschen kann, denn ein diagnostischer Volltreffer ist meistens nichts Positives. Dem folgen ebenso viele Therapieansätze, und manchmal ist man am Ende genau dort, wo man angefangen hat.

Gehen wir einmal anders an die Sache heran, und denken wir genauer über unsere Lebensführung nach:
Die meisten Tage beginnen mit einem schnellen Frühstück. Sehr oft wird das Haus überstürzt verlassen. Viele Menschen üben sitzende Berufe aus oder sind den ganzen Tag mit schwerer, einseitiger körperlicher Arbeit beschäftigt. Pausen sind kurz und meist unentspannt. Kaum jemand hat genügend Zeit, sein Pensum zu erfüllen. Am Abend ist man zu müde für sportliche Betätigung oder führt diese eher unkonzentriert und lustlos durch. Auch die Familie fordert Aufmerksamkeit. Wo bleibt Raum für Entspannung, wo bleibt Zeit für uns selbst?

Rein physisch betrachtet, passiert Folgendes: Der Tag beginnt sehr oft mit einer Unterzuckerung aufgrund eines unzureichenden Frühstücks. Symptome sind Schwindel, Müdigkeit und Kopfschmerzen.
Einseitige Belastung oder sitzende Tätigkeit führt zu nach vorne fallenden Schultern, einer Verkürzung der Brustmuskulatur bzw. Schwäche des oberen Rückens und einer Streckfehlhaltung der Halswirbelsäule. Stresssituationen während des Tages verursachen eine Schutzhaltung des Körpers, indem wir den „Kopf einziehen“, die Schultern heben und in Dauerspannung verharren. Vielleicht ist unser Schlafplatz dann auch noch die Bettkante oder das Kinderbett, weil sich der Nachwuchs im Elternbett ausgebreitet hat.

Möglicherweise bringt ein alternativer Lösungsansatz hier mehr als die genaue Ursachenforschung.
Die Therapie bei Nackenproblemen sollte sehr viele verschiedene Themen umfassen. Mentale Elemente, Mobilisierung und neuromuskuläres Training, sprich die Aktivierung anderer, nicht so oft gebrauchter Nervenbahnen, um überlastete Strukturen zu entspannen. Aber auch Kräftigungsübungen und eine gewisse Änderung des Lebensstils sind nötig, um Kopf-, Nacken- und Schulterschmerzen so schnell und dauerhaft wie möglich loszuwerden.

Am allerwichtigsten aber ist das ehrliche Hineinspüren in den eigenen Körper, dann merkt man ganz genau, wo man was braucht. Massagen und Chiropraktik haben durchaus Berechtigung im Entspannungsbereich, sind jedoch „Momentaufnahmen" mit kurzzeitigem Erfolg, denn Verspannungen muss man von innen lösen; und das können wir immer noch selbst am besten.

In diesem Kapitel habe ich zielgerichtete Übungen aus vielen Bewegungsbereichen ausgewählt. Wenn Sie Elemente finden, die Ihnen besonders guttun, dann machen Sie mehrere Durchgänge, gern auch immer wieder während des Tages.

Zusammenfassung: „Konaschu" (Kopf-, Nacken-, Schulterschmerz) ist meist ein Hilfeschrei des Körpers nach mehr Aufmerksamkeit und „Seelenpflege".
Schenken wir uns selbst Zeit und füllen wir diese mit Bewegung!

NACKENSCHMERZEN
EINFACH WEGTURNEN

BEWEGUNGSCHECK

Seitneigung:

- Hände im Rücken verschränken, Schultern nach hinten, unten spannen, Kinn in waagrechte Position bringen
- Kopf nach rechts und links neigen, Schultern nicht hochziehen!! Vorstellung: Ohr auf die Schulter legen. Keine Rotation im Kopf. Grenzen und Schmerzen registrieren und merken

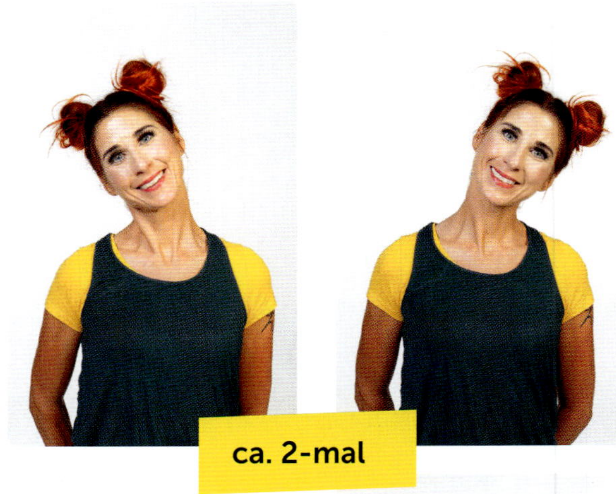

Rotation:

- Dieselbe Ausgangsposition wie oben
- Von links nach rechts schauen bis zur Bewegungsgrenze. Diese wahrnehmen, Seitenunterschiede merken

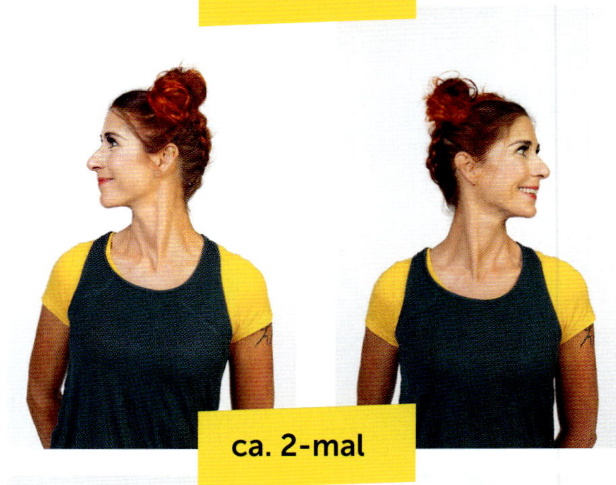

Kinn heben und senken:

- Ausgangsposition wie oben
- Kinn Richtung Brust absenken und Kopf so weit wie möglich in den Nacken legen. Bewegungsgrenzen und Schmerzen merken

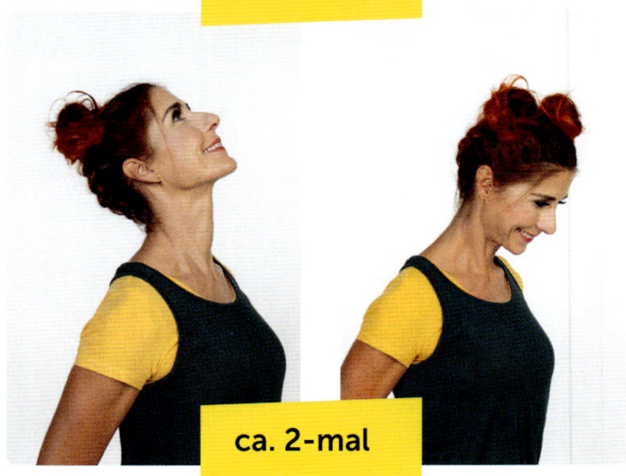

NACKENSCHMERZEN
EINFACH WEGTURNEN

DETONISIEREN UND MOBILISIEREN

Schultern hochziehen:

- Aufrechte Haltung mit Bauchspannung, Schulterblätter hinten zusammen und nach unten ziehen, Hände aufstellen und einen „langen Hals machen“
- Schultern rasch so weit wie möglich nach oben ziehen, maximal anspannen, Vorstellung „Kopf einziehen“, nach ca. 5 s so schnell wie möglich lockerlassen und das Gefühl der Entspannung wahrnehmen. Dann wieder hochziehen.

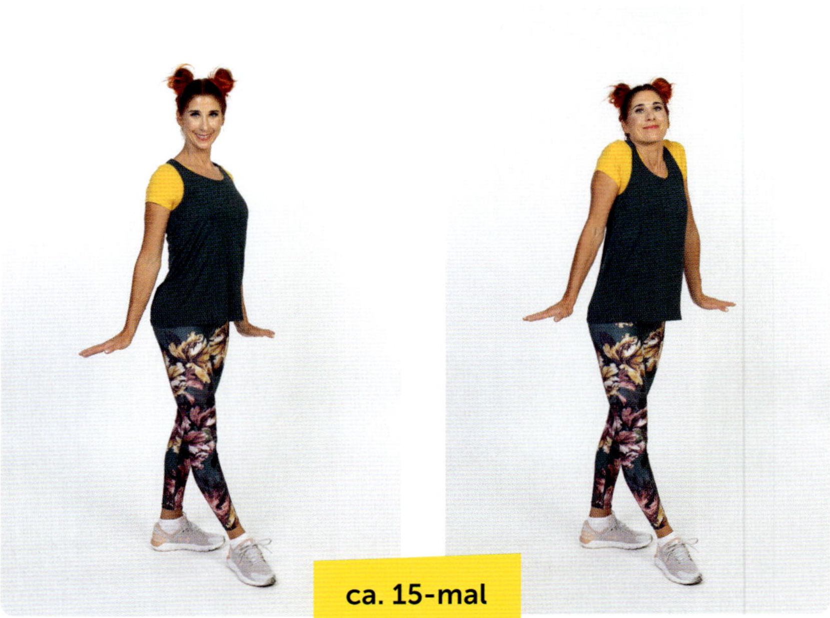

ca. 15-mal

Wellenförmige Kopfbewegung:

- Aufrechte Haltung, Hände auf den unteren Rücken legen, Schultern spannen nach hinten unten
- Kopf „wellenförmig“ von einer Seite zur anderen drehen, d. h. mit dem Gesicht seitlich beginnen. Zug wandert den oberen Rücken seitlich entlang. Schultern nicht mitbewegen und in Ausgangsposition lassen

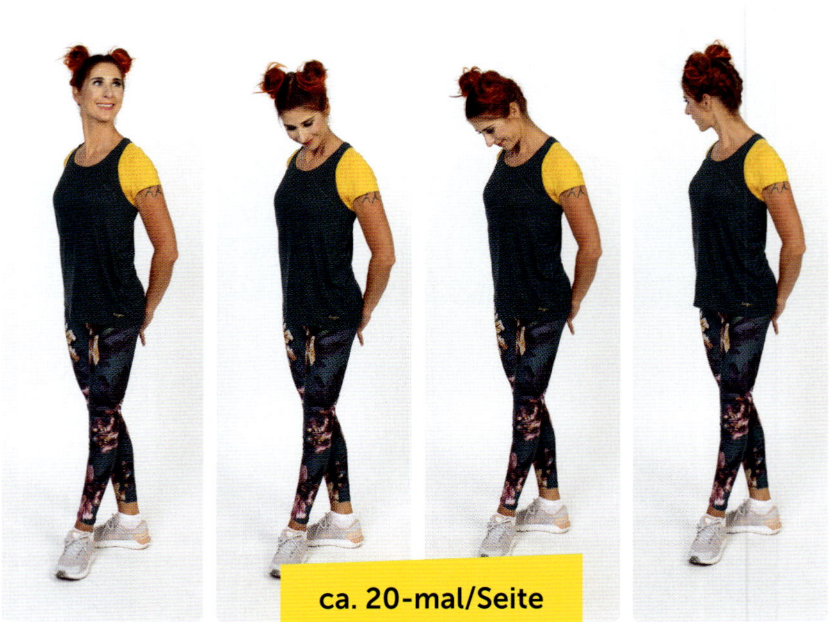

ca. 20-mal/Seite

NACKENSCHMERZEN
EINFACH WEGTURNEN

RÜCKENLAGE

Den Kopf rollen lassen:

- Rückenlage, Beine aufstellen, die Arme neben dem Körper ablegen. Kopf liegt am Hinterkopf auf
- Den Kopf ganz locker und ohne Kraftaufwand von einer Seite zur anderen rollen lassen

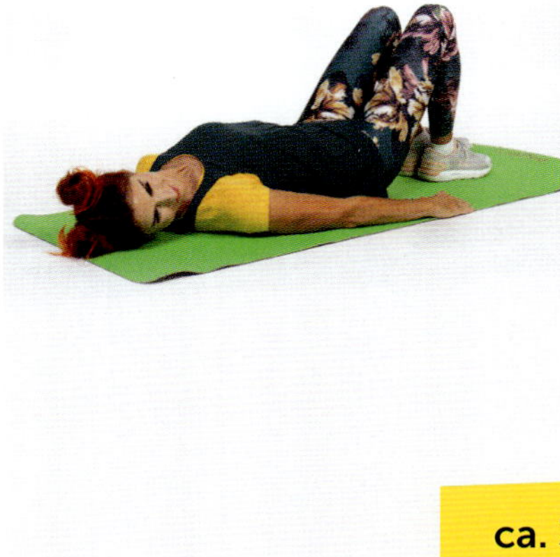

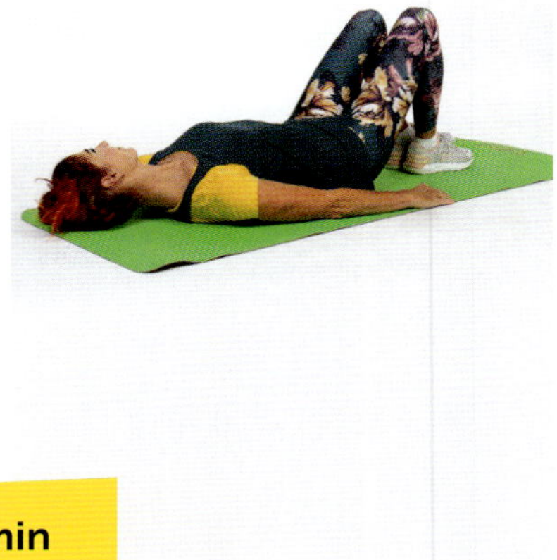

ca. 3 min

Den Kopf mit den Händen anheben:

- Dieselbe Ausgangsposition wie zuvor. Die Hände im Nacken kreuzen
- Ellbogen schließen und das Gewicht des Kopfes in die Hände legen. Kopf durch das Anheben der Arme nach oben bewegen und wieder ablegen: passives Kopfheben

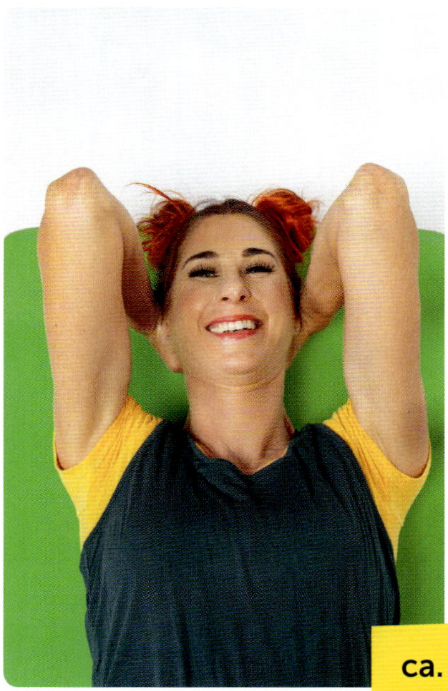

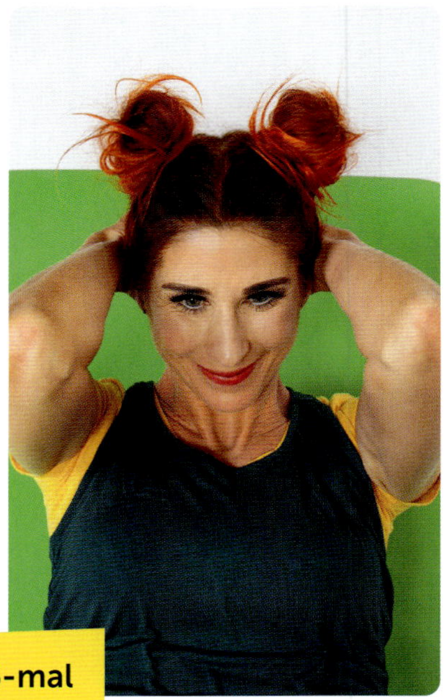

ca. 15-mal

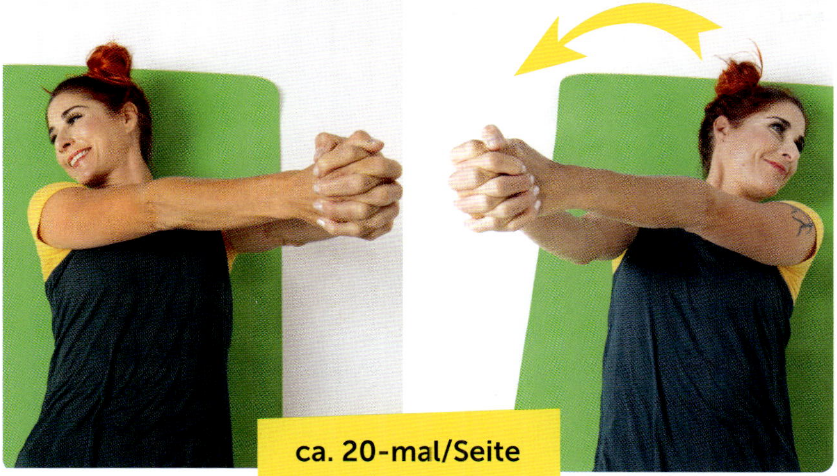

ca. 20-mal/Seite

Hände in Schwerthaltung plus Kopfrotation:

- Rückenlage, Beine aufstellen. Finger kreuzen und die Arme nach oben durchstrecken
- Arme mit durchgestreckten Ellbogen von links nach rechts bewegen, der Kopf rollt in die entgegengesetzte Richtung

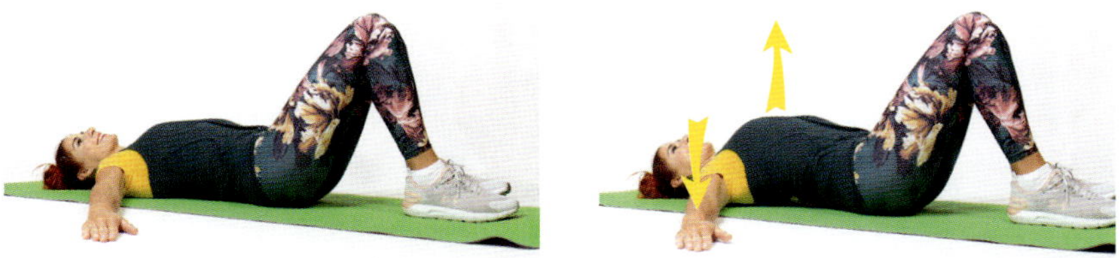

ca. 20-mal

Von den Oberarmen abstützen:

- Ausgangsposition wie oben, Arme seitlich vom Körper wegstrecken
- Unterseite der Arme drücken in den Boden, Brust hinauf Richtung Decke strecken, dadurch hebt sich der obere Bereich der Wirbelsäule leicht von der Unterlage ab

NACKENSCHMERZEN
EINFACH WEGTURNEN

BAUCHLAGE

Hochdrücken aus der Ellbogenbewegung:

- Bauchlage, Hände kreuzen, Stirn liegt auf dem Handrücken der oberen Hand
- Durch einen Abdruck aus dem Ellbogen hebt sich die Hand nach oben, und der darauf abgelegte Kopf wird mitgenommen: passives Kopfheben

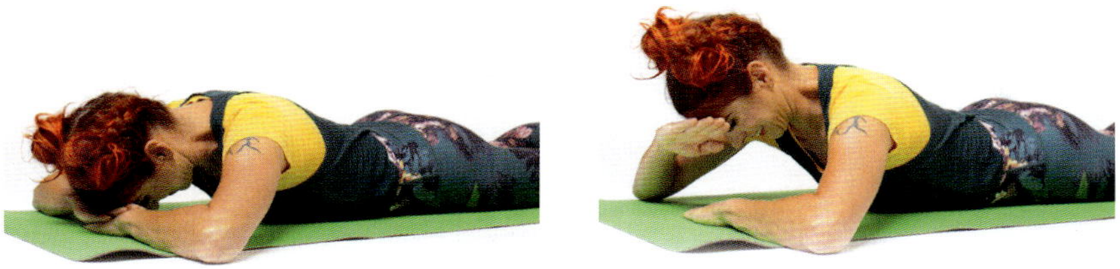

ca. 15-mal/Hand

Angedeuteter Liegestütz:

- Bauchlage, die Stirn liegt auf, die Hände liegen auf Schulterhöhe in der Ausgangsposition eines Liegestützes
- Druck über die Hände aufbauen, als ob man sich zum Liegestütz hochdrücken würde. Jedoch nur den Kopf und die Brust leicht anheben. Kopf bleibt in Verlängerung der Wirbelsäule

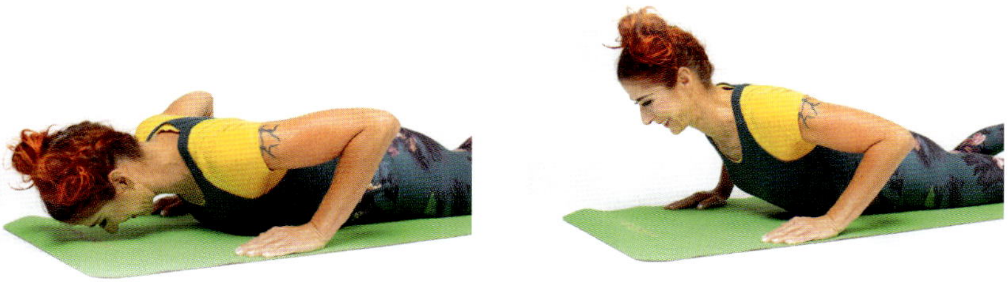

ca. 15-mal

NACKENSCHMERZEN
EINFACH WEGTURNEN

STEHEND KRÄFTIGEN

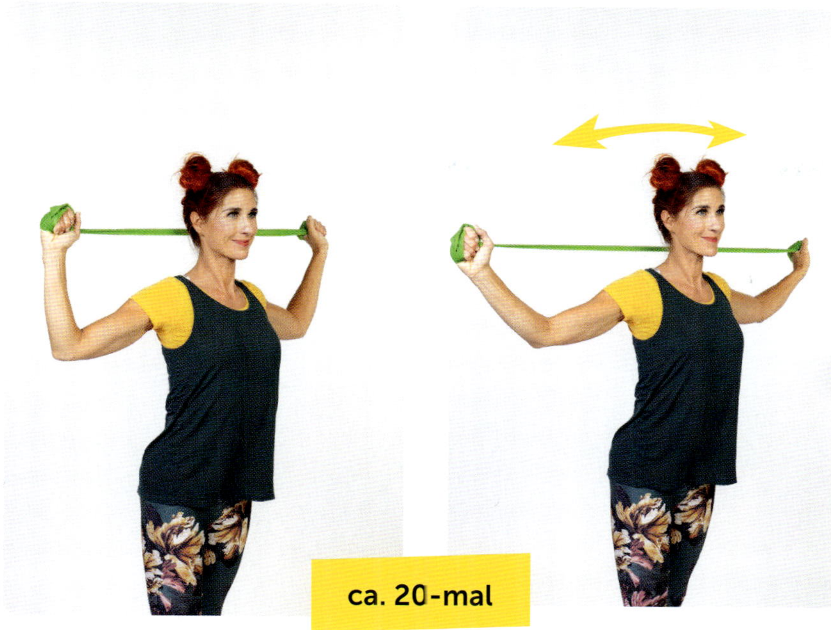

Theraband hinterm Kopf spannen:

- Aufrechter Stand, Kinn waagrecht halten. Das Theraband doppelt nehmen und hinter dem Hinterkopf leicht spannen
- Durch eine leichte Streckbewegung im Ellbogen das Band noch mehr auf Spannung bringen, Arme beugen und dann wieder strecken

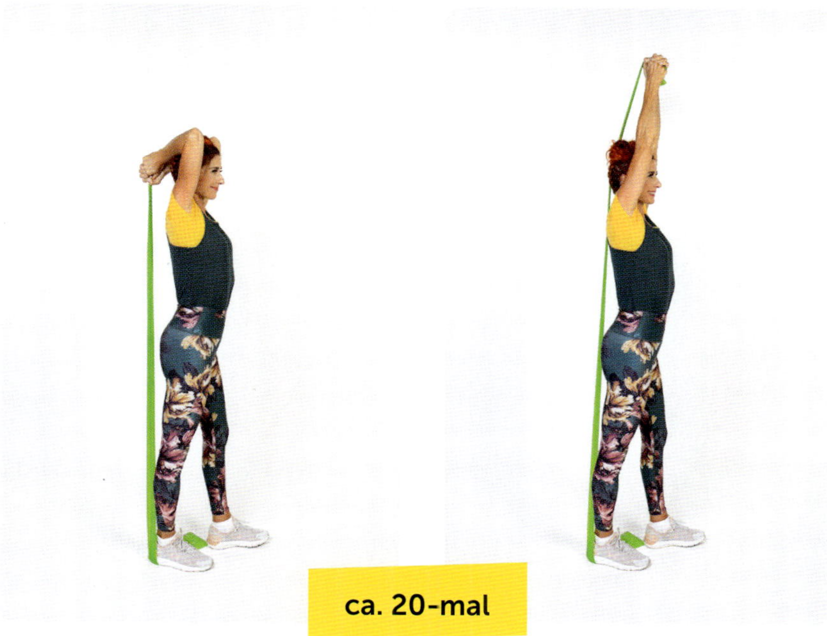

Pullover mit Theraband:

- Aufrechter Stand mit Bauchspannung, Ellbogen über den Kopf führen und beugen. Theraband wird zwischen hinterer Ferse und den Händen gespannt
- Beide Unterarme nach oben durchstrecken, als ob man einen Pullover über den Kopf ziehen würde. Die Oberarme bleiben eng neben dem Körper und unbewegt, die Unterarme anheben und wieder absenken

Side raises mit dem Theraband:

- Aufrechter Stand, ein Bein steht im Band, die Enden werden jeweils in einer Hand gehalten. Handrücken zeigen zur Decke
- Beide Arme gestreckt bis kurz über die Waagrechte hochführen. Arme sind in einem 45°-Winkel vom Körper abgestreckt. Langsam und kontrolliert absenken

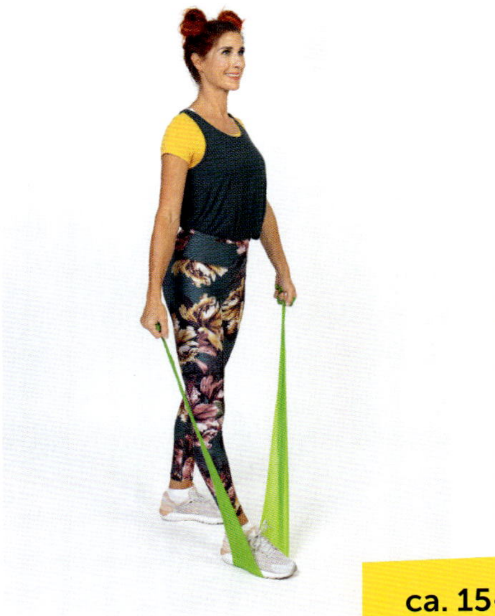
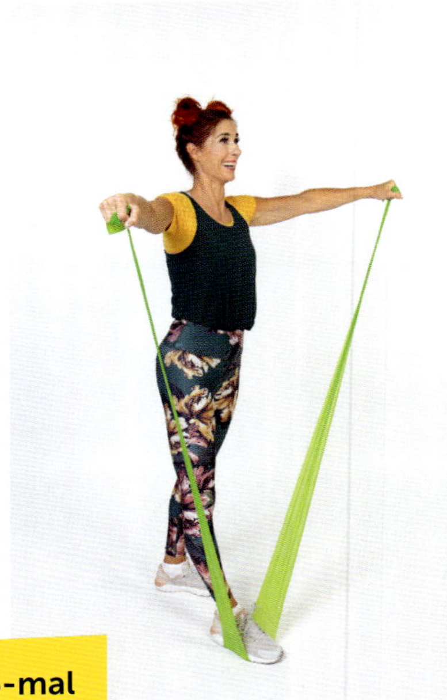

ca. 15-mal

Flys:

- Schrittstellung, ein Bein steht im Band. Oberkörper nach vorne beugen und beide Bandenden in die Hände nehmen, Handrücken zeigen zur Decke. Das vordere Bein leicht beugen
- Arme gestreckt seitlich hochführen, ähnlich einem Flügelschlag. Langsam und kontrolliert wieder absenken

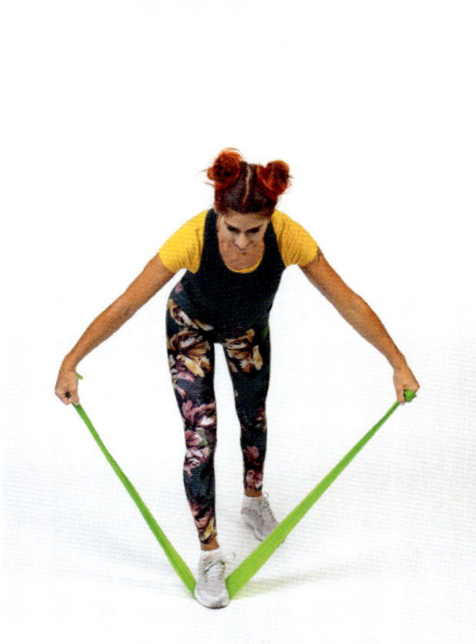
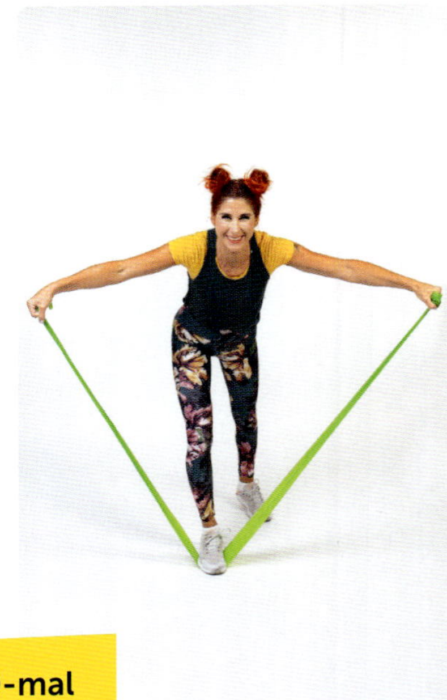

ca. 20-mal

NACKENSCHMERZEN EINFACH WEGTURNEN

AUSSCHWINGEN UND ABSCHLUSSCHECK

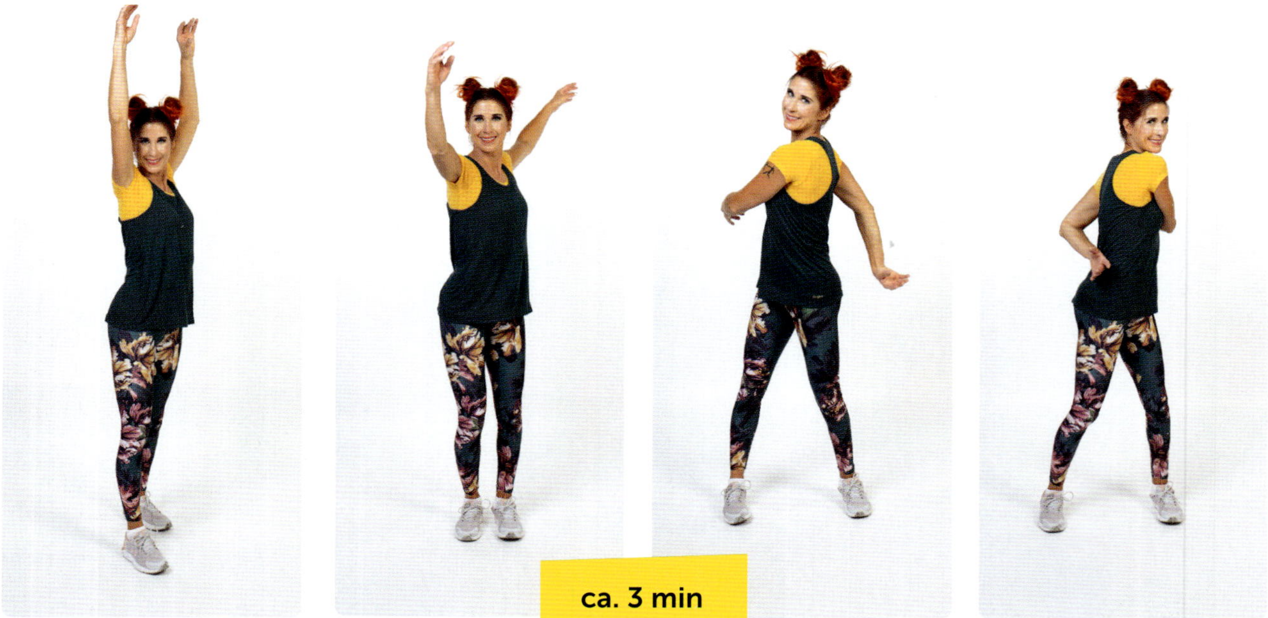

ca. 3 min

Armschwingen:

- Arme im Wechsel vor- und zurückschwingen, völlig ohne Spannung
- Den Oberkörper von rechts nach links rotieren und die Arme quasi als Verlängerung dieser Bewegung mitnehmen. Vorstellung: „Wie Schnüre, die an den Schultern befestigt sind“.
- Siehe auch Mobilisierungsübungen

Abschlusscheck:

- Kehren Sie nun zur ersten Übung dieses Kapitels zurück und achten Sie auf etwaige Veränderungen bzw. Verbesserungen

ERSTE HILFE BEI HÜFTBESCHWERDEN

LOCKER IN DER HÜFTE

Sie benötigen dazu:
eine Matte
einen Stiege und
ein Theraband

Einführung

Ich habe mich schon oft gefragt, bei welchem Gelenk unseres Körpers die Therapie oder auch die Chirurgie die größte Erfolgschance hat. Das Hüftgelenk war diesbezüglich in meinem persönlichen Ranking ganz weit vorne. Jedoch habe ich bis heute keine eindeutige Antwort darauf gefunden, weil auch die Fragestellung zu ungenau ist.

Aus beruflicher Erfahrung kann ich jedoch Folgendes sagen:

- Hüftgelenkarthrose betrifft nicht nur die ältere Generation, sie tritt sehr oft auch bei jungen Menschen auf.
- Die Symptomatik ist in vielen Fällen erst dann spürbar, wenn die Abnützung schon weit fortgeschritten ist. Sehr oft deutet man erste Anzeichen fehl, denn die Probleme müssen nicht zwingend direkt in der Hüfte auftreten. Ziehende Schmerzen seitlich am Oberschenkel, im Kniegelenk oder auch im Bereich des unteren Rückens erschweren die Selbstdiagnose.
- Die Hüftgelenk-Endoprothese ist ein sehr weit entwickeltes Gelenk. In den meisten Fällen ist bereits kurze Zeit nach der Operation und erfolgter Rehabilitation ein Leben ohne Schmerzen möglich. Das betrifft auch die Sportausübung.

Bei der Hüfte verhält es sich ähnlich wie bei allen anderen Gelenken. Es ist nicht die Arthrose, die den Schmerz verursacht, sondern die immer wieder ablaufende Entzündung.

Was geschieht, wenn man nichts unternimmt?
Das Gelenk schränkt von selbst seine Beweglichkeit ein, das merkt man vor allem beim Hinsetzen und Aufstehen, beim Einsteigen ins Auto oder bei sämtlichen anderen Tätigkeiten, die ein Abspreizen oder Heranziehen des Beins erfordern.

Das Gangbild verändert sich, man wird „schief“, entwickelt einen sogenannten „Watschelgang“ und gefährdet damit die Wirbelsäule und benachbarte Gelenke.

Kann man eine Operation durch gezieltes Training vermeiden?
Das hängt vom Abnützungsgrad und von vielen anderen Faktoren ab. Aber man kann auf jeden Fall Zeit gewinnen und beste Voraussetzungen für das Leben nach der Operation schaffen.

Was genau kann man tun?

Die Gelenkbeweglichkeit zu erhalten oder zu verbessern hat Priorität. Denn durch die Operation allein wird diese nicht zurückkommen. Die Bewegungseinschränkung betrifft nämlich auch die Weichteile, sprich Sehnen und Bänder, die verkürzen. Diese zu dehnen kann mitunter sehr schmerzhaft sein und lange dauern. Hierfür eignen sich zyklische Sportarten wie Radfahren und schwimmen, oder gezielte Mobilisierungsübungen. Außerdem soll die gelenknahe Muskulatur gekräftigt werden, in diesem Fall sind es die Oberschenkelmuskulatur, das Gesäß und der untere Rücken. Zusätzlich auch die Hüftbeuger und die gesamte Muskulatur des Beckenbodens.

Wie genau soll so ein Training aussehen?

Zum Beispiel so wie auf den nächsten Seiten. Viel Erfolg dabei!

LOCKER IN DER HÜFTE

MOBILISIEREN UND AUF DER STIEGE

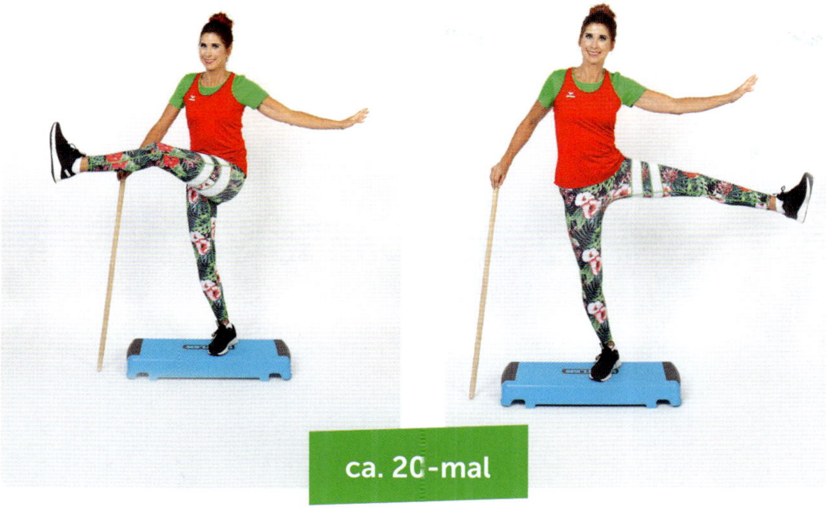

Beinschwingen vor dem Körper:

- Stand auf einer Stiege, wenn möglich, am Handlauf oder an einem Stock anhalten
- Bein vor dem Körper locker und flott hin- und herschwingen, gerne auch einen schweren Schuh (Skischuh) anziehen, um den Gelenkspalt etwas weiter zu machen

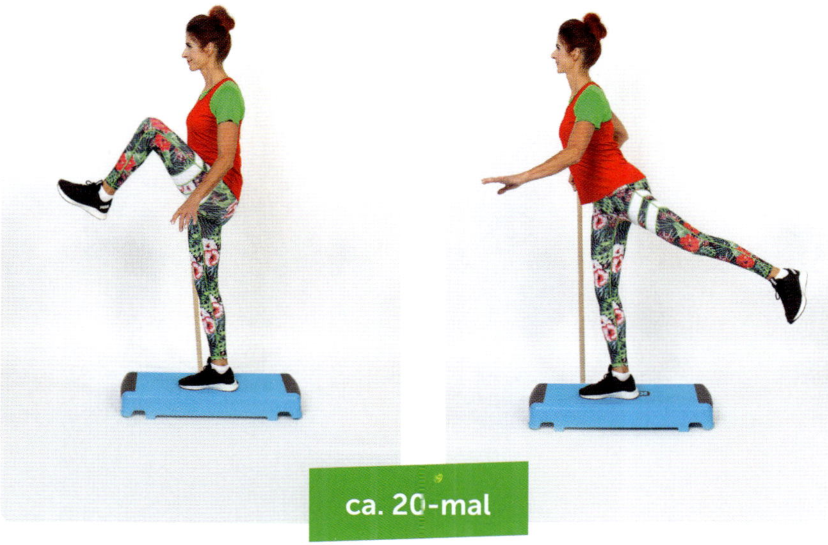

Bein anziehen und nach hinten strecken:

- Stand seitlich auf der Stiege, wenn möglich anhalten, um das Bein locker schwingen zu können
- Schwungbein vorne so weit wie möglich hochziehen und nach hinten strecken. Der Oberkörper soll aufrecht bleiben. Gerne auch hier einen schweren Schuh anziehen, zwecks Dehnung des Gelenkspalts

Bein aus der Hüfte anheben:

- Dieselbe Ausgangsposition wie oben. Wer möchte, kann auch frei stehen
- Durch ein Anspannen der seitlichen Bauchmuskulatur wird das hängende Bein mit angezogenen Zehen nach oben gezogen. Kniegelenk bleibt gestreckt. Die Bewegung findet rein aus der Hüfte statt

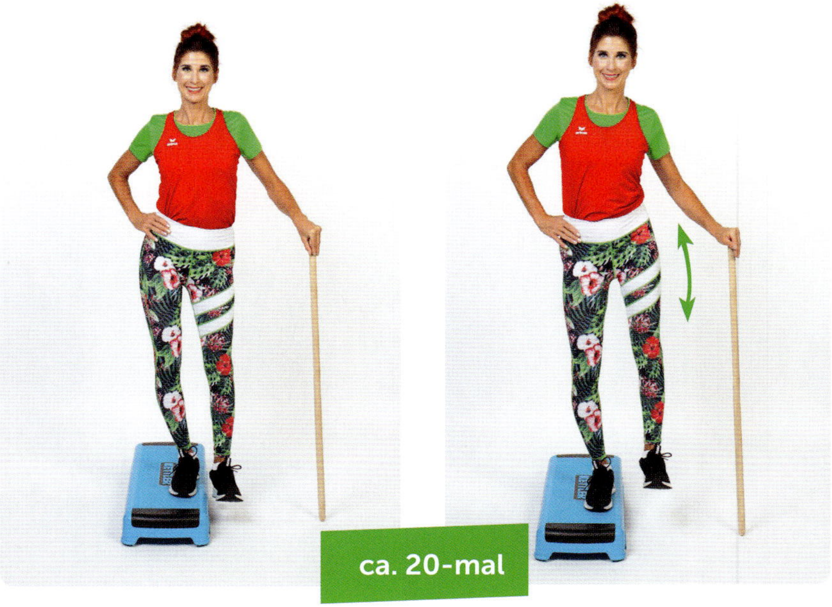

ca. 20-mal

In Rückenlage:

Brücke mit Beckenboden, Basis:

- Rückenlage, Beine aufstellen. Arme seitlich neben dem Körper ablegen
- Beckenboden anspannen, Wirbelsäule flach in die Matte drücken, Becken kippen und langsam so weit wie möglich nach oben anheben. Wieder absenken, Spannung lösen und wieder neu aufbauen

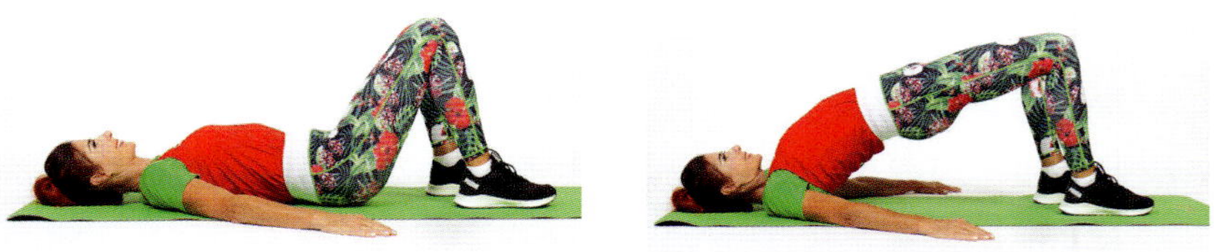

ca. 20-mal

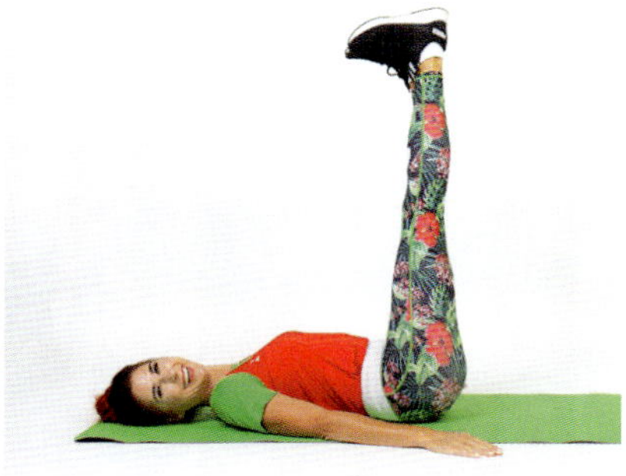

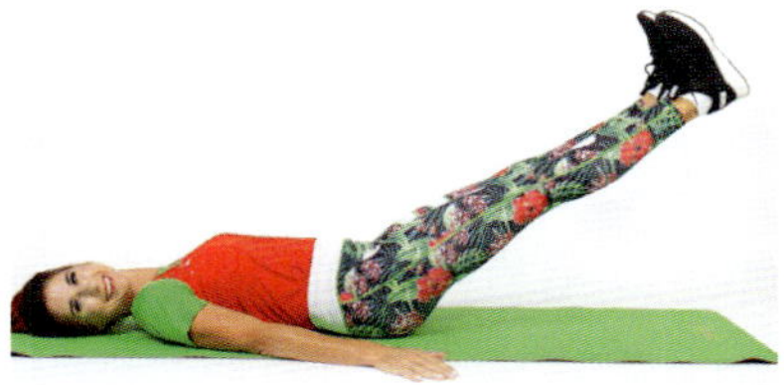

ca. 20-mal

Tiefe untere Bauchmuskulatur: halbe Klappmesser

- Rückenlage, Beine gestreckt bis ca. 90° vom Oberkörper anheben
- Normale Lendenwirbelsäulenkrümmung mit einem Einziehen des Bauches fixieren. Die Beine nur so weit absenken, dass diese Krümmung der Lendenwirbelsäule beibehalten werden kann. Zehen heranziehen. Beine wieder in Ausgangsposition bringen

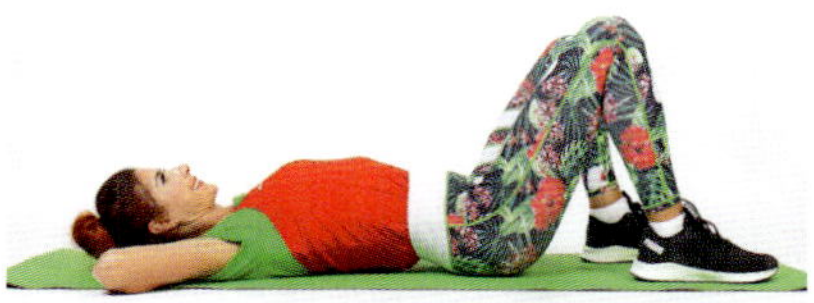

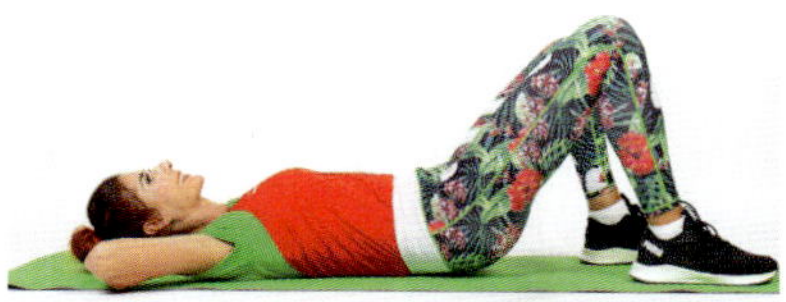

ca. 20-mal

Beckenschaukel, Beckenbodenübung 1:

- Rückenlage, Beine aufstellen, Hände im Nacken verschränken
- Vorstellung: „Alle Körperöffnungen schließen", sprich: den Beckenboden anspannen, Lendenwirbelsäule durch das Kippen des Beckens durchdrücken. Beim Retourweg die Beckenbodenspannung auflösen. Die Lendenwirbelsäule hebt sich wieder von der Matte ab. Spannung neu aufbauen und Bewegung wiederholen

Schmetterling, Beckenbodenübung 2:

- Dieselbe Ausgangsposition wie in der vorhergehenden Übung, Lendenwirbelsäule nicht durchdrücken und durch das Einziehen des Bauches fixieren. Knie auseinanderfallen lassen
- Mit einer Aktivierung des Beckenbodens die Knie schließen, beim Ausbreiten wieder lockerlassen

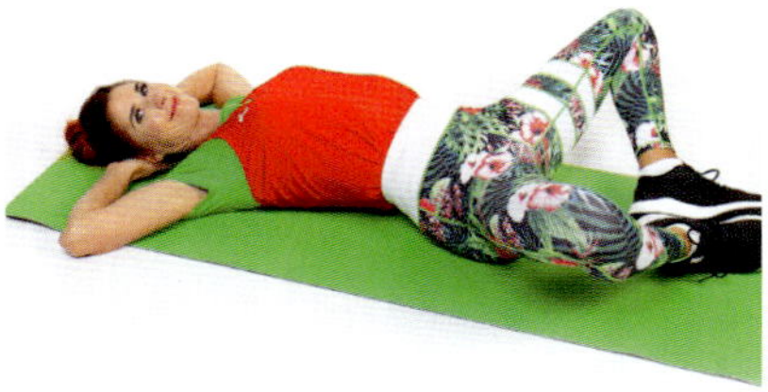

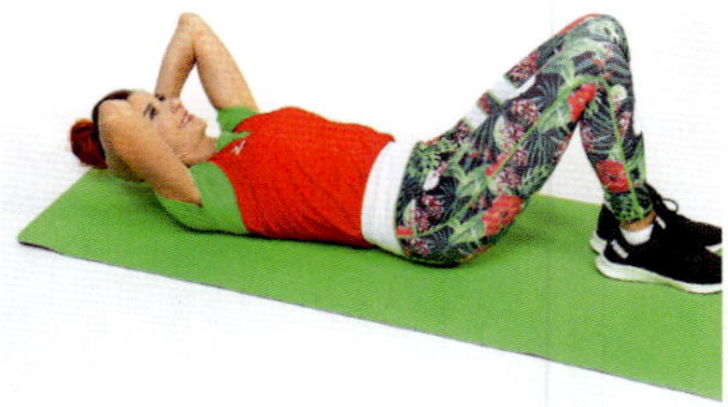

ca. 20-mal

Kräftigen im Kniestand:

Hochgehen aus dem Fersensitz:

- Auf der Matte knien, Zehen aufstellen, Hände in der Körpermitte halten
- Mit dem Gesäß auf die Fersen absetzen und wieder hochgehen. Gesäß dabei anspannen

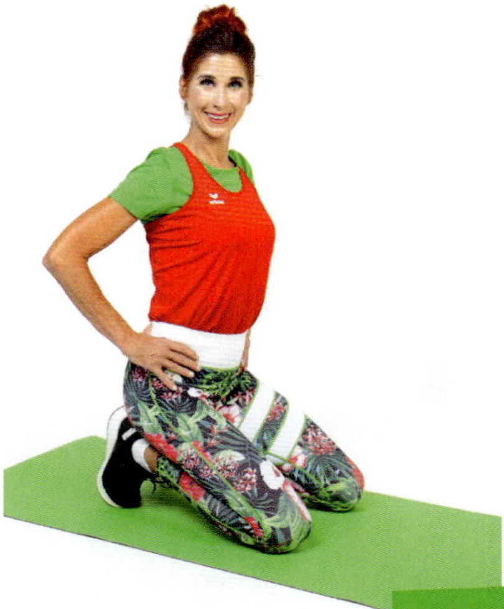

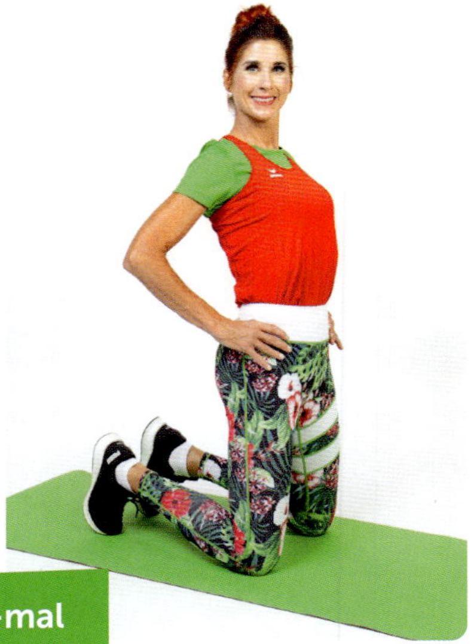

ca. 20-mal

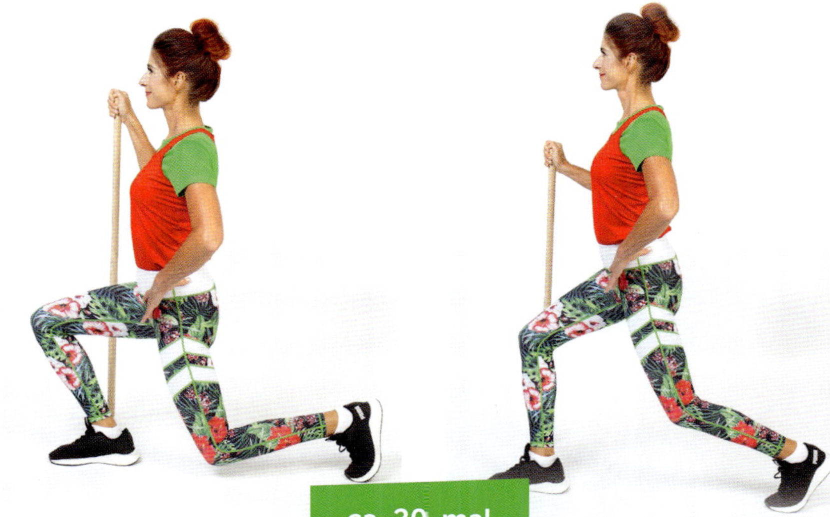

ca. 20-mal

Wippen im Ausfallschritt:

- Ein Bein kniet auf, das andere wird vorne aufgesetzt. Hinteres Knie verschwindet unter dem Oberkörper
- Leicht hochdrücken und wieder tiefgehen, gerne auch ohne Anhalten. Bewegung nur in minimalem Ausmaß durchführen

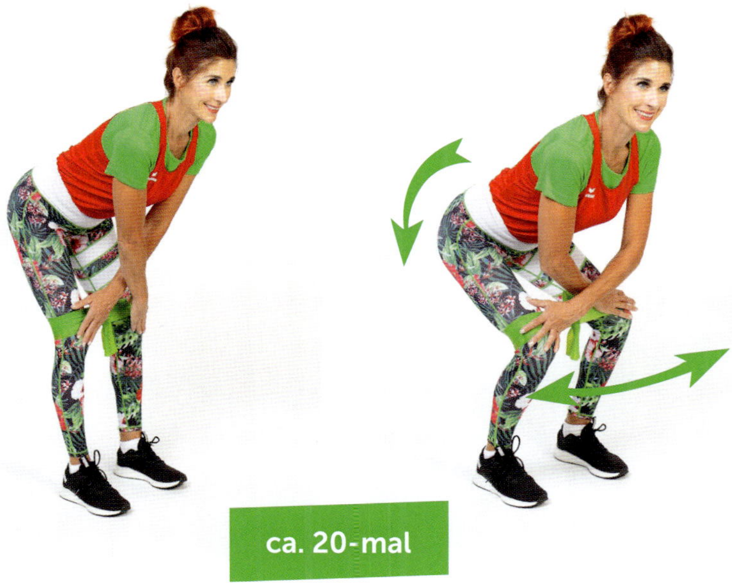

ca. 20-mal

Therabandkniebeuge mit Druck nach außen:

- Theraband doppelt, knapp oberhalb der Knie binden. Hüftbreite Ausgangsposition, Hände in gekreuzter Armhaltung auf den Knien ablegen
- Knie beugen und Druck nach außen, gegen das Band ausüben. Wieder strecken und erneut beugen

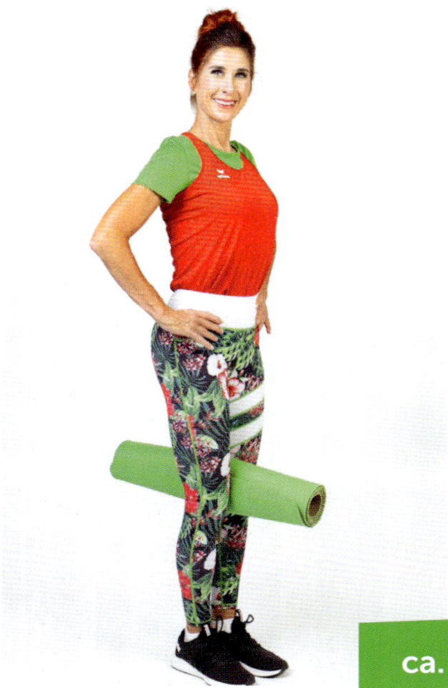

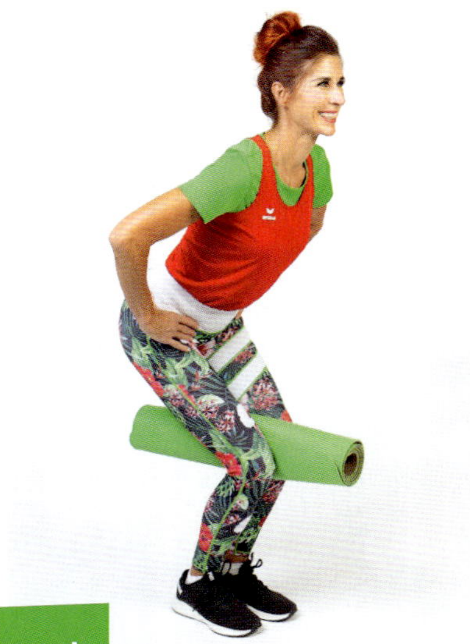

ca. 20-mal

Mattenrollenkniebeugen:

- Zusammengerollte Matte zwischen den Knien einklemmen, Hände stützen in der Körpermitte ab
- Beim Beugen der Beine drücken die Oberschenkel zusammen und somit gegen die Matte

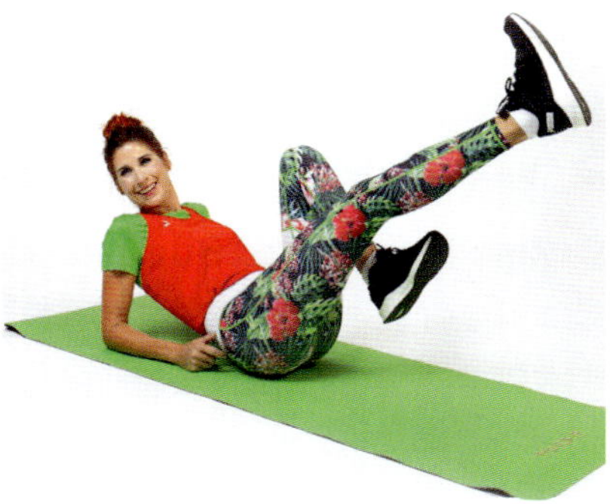

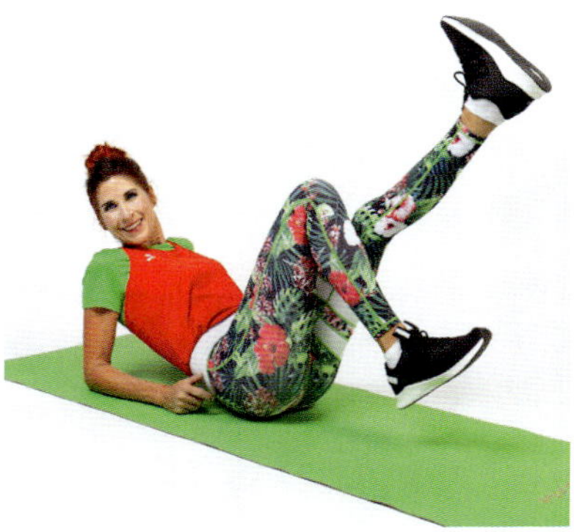

Bewegungstipp: Ausradeln

- Zyklisches Bewegen als Abschluss dieses Programms wäre empfohlen. Bsp: Fahrradergometer, Cross Trainer oder Bewegung im Wasser
- Alternative: Radfahren im Unterarmstütz

DAS DREIDIMENSIONALE WOHLFÜHLMODELL

FLEXIBEL UND KRÄFTIG DURCH FASZIALES BEWEGEN

Sie benötigen dazu:
eine Matte
einen Stiege und
ein Theraband

Einführung

Können Sie sich noch an die Zeit erinnern, als man mit Neonstirnbändern, Glitzerleggings und Leg warmers in federnder Grätschstellung vor dem Fernseher gedehnt hat? Es wurde in der tiefen Kniebeuge gewippt und bei gestreckten Klappmessern geschwitzt. Jahrzehntelang war das dann genauso „out“ und „tabu“ wie die Glitzerleggings.

Während meines Sportstudiums habe ich gelernt, dass dieses wippende, schnelle Bewegen keinen Dehneffekt hat und nichts bringt. Also sind wir langsam in die Dehnpositionen hineingegangen und haben diese minutenlang gehalten.
Heute wippen wir wieder, und wir federn voller Freude! Warum? Grund dafür ist die Entdeckung des faszialen Gewebes und dessen Funktion.

Das fasziale Gewebe zieht sich wie ein Spinnennetz über und durch unseren Körper. Es verläuft quasi dreidimensional. Heute weiß man aus Anatomie und Physiologie, dass unser Körper ohne Faszien nicht aufrecht stehen könnte. Sie übernehmen einen sehr großen Anteil der Stützarbeit und sind somit mindestens genauso wichtig wie unsere Muskulatur, der wir so viel Aufmerksamkeit schenken.

Wer Faszien trainieren will, sollte wissen, wie diese funktionieren:
Im Grunde genommen ist es ein großes Gebilde, das unseren ganzen Körper durchzieht. Vergleichbar vielleicht mit einem aufgefächerten Tuch oder Spinnennetz. Wenn man an einem Ende fest anzieht, verändert man das gesamte Gebilde. Außerdem sind Faszien, anders als die Muskulatur, ein eher steifes Gewebe, das sich nicht so leicht an Veränderungen anpasst. Es muss sozusagen erst „wachgerüttelt“ werden, und das geht am besten mit **endgradigen, federnden, schnellen und sensomotorischen Bewegungen.**
Die Übungen dazu müssen nicht erst neu erfunden, sondern nur an diese Prinzipien angepasst werden.
Am Beispiel der Kniebeuge erklärt, würde das so aussehen: Wir nehmen eine möglichst tiefe Position ein **(endgradig)**, schließen die Augen **(sensomotorisch)** und wippen in kleinen Bewegungen rasch auf und ab **(federnd und schnell)**.
Ein anderes Beispiel für das fasziale Training der Körpervorderseite: Wir strecken uns im Stehen nach oben durch, so weit wir können, schließen die Augen und federn leicht nach hinten. (Siehe Übung 1)

Im Unterschied zu vielen anderen Trainingsmethoden umfassen fasziale Bewegungen meist den ganzen Körper oder einen sehr großen Anteil davon. Wissenschaftlich werden einzelne Abschnitte der Faszien mit Namen betitelt, aber eigentlich arbeiten wir hier in einem einzigen zusammenhängenden System. So erklärt sich auch der „Wohlfühleffekt“, der sich nach dem Üben einstellen sollte.

Man selbst bestimmt, wann eine Bewegung endgradig ist und ob man dabei noch in der Lage ist, die Augen zu schließen oder instabile Unterlagen, wie zum Beispiel eine zusammengerollte Matte, zu verwenden. Es wird empfohlen, eine Übung circa fünf Atemzüge lang zu halten und diese gegebenenfalls auch öfter durchzuführen. Es müssen nicht immer alle 4 Prinzipien erfüllt werden, das wäre der Optimalfall.

Fasziale Techniken finden sich auch in der Physiotherapie und Massage wieder, denn auch hier arbeitet man mit den neuesten wissenschaftlichen Erkenntnissen. Man spricht dann oft von „verklebten“ Faszien, die nicht gut „gleiten“ können, und bedient sich ähnlicher Prinzipien.
Wer schon einmal faszial behandelt wurde weiß, dass das nicht angenehm ist, denn auch hier wird alles versucht, um Bewegung in das starre System zu bringen. Anwendungsgebiet ist sehr oft die Wirbelsäule, aber auch die gelenknahe Muskulatur der unteren Extremität. Es wird hier nicht sanft massiert, sondern mit den Fingern ziemlich tief gebohrt und gezogen. Verklebte Faszien können ein Gelenk oder die Wirbelsäule stark in der Beweglichkeit einschränken, daher wird dieses passive, schmerzhafte Lösen der Faszien meist mit sofortiger Verbesserung der Symptomatik belohnt. Verbunden mit entsprechenden Bewegungen erzielt man den größten Therapieerfolg.

Glauben Sie bitte nicht, dass alles, was Sie bis jetzt trainiert haben, nutzlos war. Im Gegenteil. Jeder Bereich hat seine Berechtigung und auch seine Trainingsmethode. Bisher haben wir uns im muskulären System bewegt, die folgenden Übungen sind ein anderer, neuer Ansatz auf dem Weg zum gesunden, glücklichen und gut trainierten Menschen.

Wer Freude am faszialen Bewegen findet, kann selbst kreativ werden. Denn wenn man einmal mit den Prinzipien vertraut ist, lassen sich viele bekannte Übungen adaptieren. Werden Sie neugierig, werden Sie kreativ und erleben Sie sich selbst neu.
Viel Spaß auf dieser Reise durch Ihren Körper!

Tipp: Nützen Sie in diesem Kapitel die Möglichkeit, um via QR-Code zum Bewegungsvideo zu gelangen!

Extension im Stehen:

- Aufrechter Stand, Beine stehen hüftbreit, Bauchspannung aktivieren
- Körper ganz aufrichten und die Arme nach oben durchstrecken. Bis ans Ende der Beweglichkeit gehen. Nachfedern, Spannung während der gesamten Übung halten. Spürbar an der Körpervorderseite

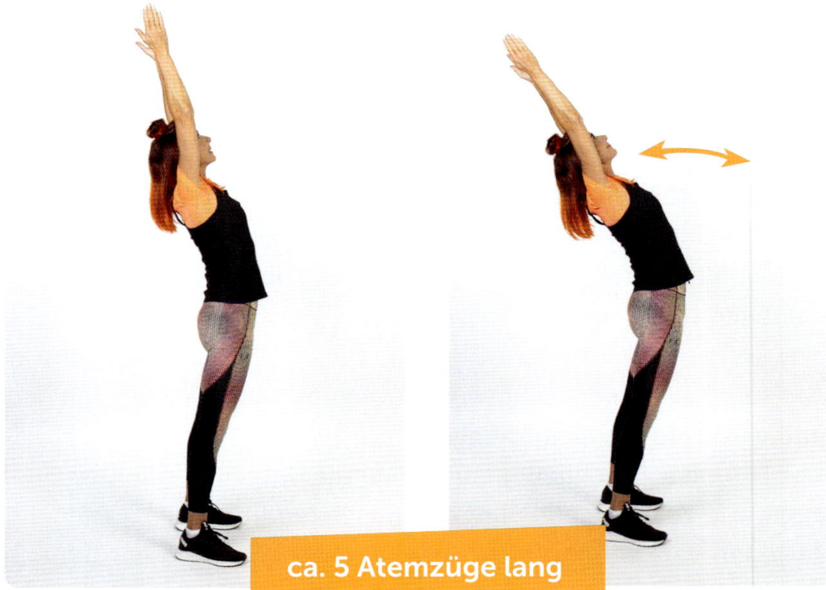

ca. 5 Atemzüge lang

Flexion mit Beinstreckung:

- Hüftbreiter Stand, Knie beugen und den Oberkörper auf den Oberschenkeln ablegen
- Griff von außen auf die Knöchel, Beine durchstrecken, so weit es geht, der Oberkörper muss aber unverändert aufgelegt bleiben. In Endposition nachwippen. Spürbar an der Körperrückseite

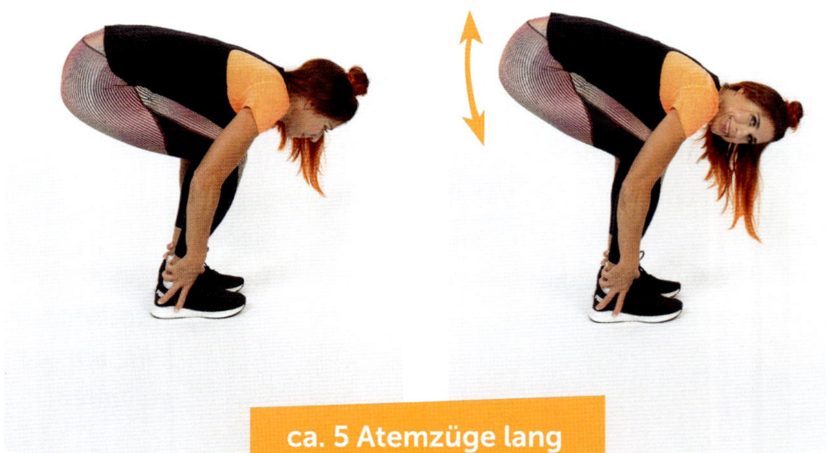

ca. 5 Atemzüge lang

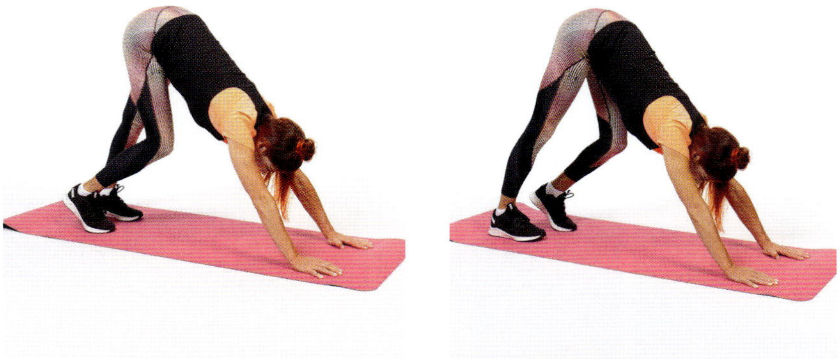

ca. 5 Atemzüge lang

Hohe Stützposition:

- Ausgangsposition: Arme und Beine bilden ein Dreieck. Arme und Beine durchstrecken und das Gewicht gleichmäßig verteilen
- Abwechselnd rechtes und linkes Knie beugen

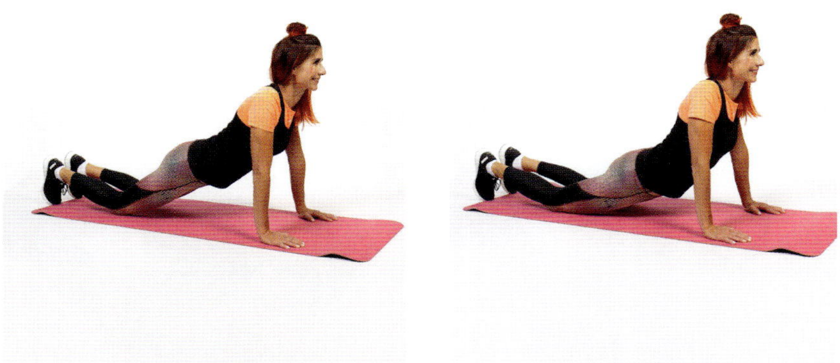

ca. 5 Atemzüge lang

Sphynx:

- Aus dem Kniestand mit den Händen nach vorne greifen und den gestreckten Körper mit aktivierter Bauchspannung in die Stützposition bringen, Knie liegen auf
- Das Becken kontrolliert Richtung Matte absenken und federnd auf- und abbewegen

Federn im Langsitz:

- Aufrechter Sitz mit aufgerichtetem Becken und aktivierter Rumpfspannung, die Hände locker seitlich auf die Hüfte legen. Die Beine sind leicht gebeugt
- Zehen anziehen, Beine langsam und kontrolliert so weit durchstrecken, bis Zug an der Beinrückseite spürbar wird. Oberkörper wippt leicht nach. Wichtig: Das Becken darf während der gesamten Übung nicht nach hinten kippen

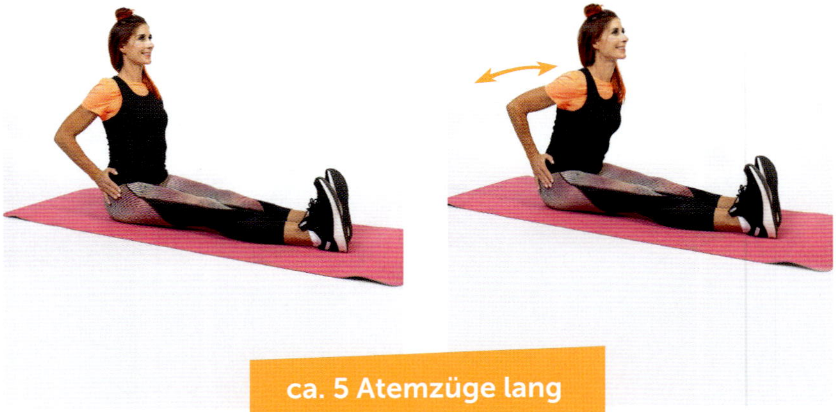

ca. 5 Atemzüge lang

Schmetterling auf Mattenrolle:

- Aufrechter Sitz auf der zusammengerollten Matte, Augen schließen und die Hände locker auf den Knien ablegen. Knie auseinanderfallen lassen und Fersen zusammenführen
- Die Knie immer wieder in einer federnden Bewegung öffnen und schließen. Becken bleibt aufrecht

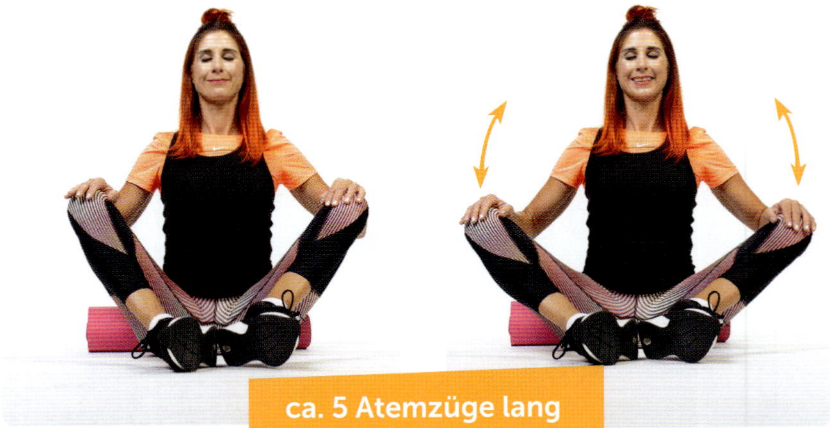

ca. 5 Atemzüge lang

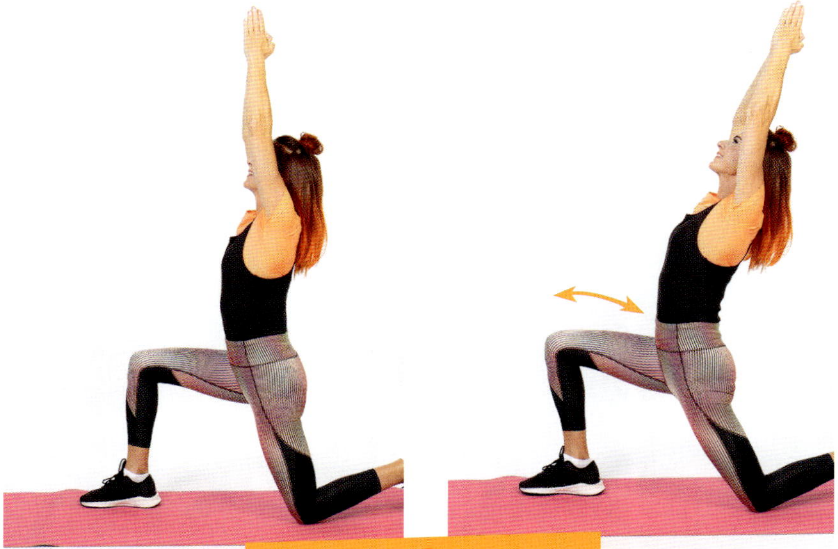

ca. 5 Atemzüge lang

Stolzer Ritter:

- Aufknien in Schrittstellung. Hinteres Bein verschwindet unter dem Oberkörper
- Bauchspannung aktivieren, Becken nach vorne schieben und nicht seitlich rotieren! Arme über den Kopf führen und maximal durchstrecken. Becken federt immer wieder nach vor und zurück. Bewegung im Hüftbeuger und entlang der Vorderseite des hinteren Oberschenkels spürbar

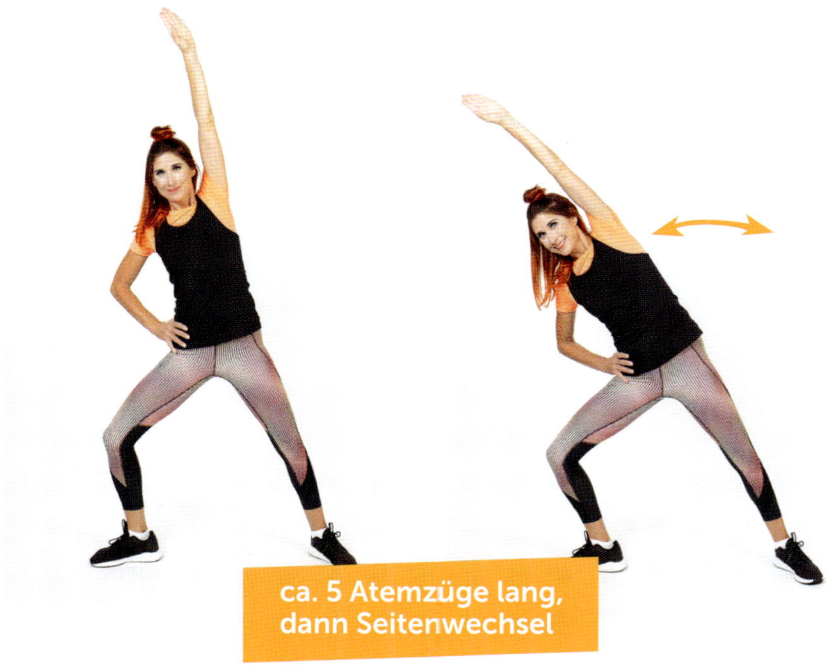

ca. 5 Atemzüge lang, dann Seitenwechsel

Seitlicher Ausfallschritt:

- Weite Grätsche, Zehen zeigen nach außen. Rechtes Knie beugen und gleichzeitig nach hinten spannen, während das Becken nach vorne zieht. So entsteht Zug auf der Oberschenkelinnenseite und im Gesäß
- Den linken Arm maximal nach oben durchstrecken und kontrolliert so weit wie möglich nach rechts führen. Mit dem Oberkörper und Arm nach rechts wippen

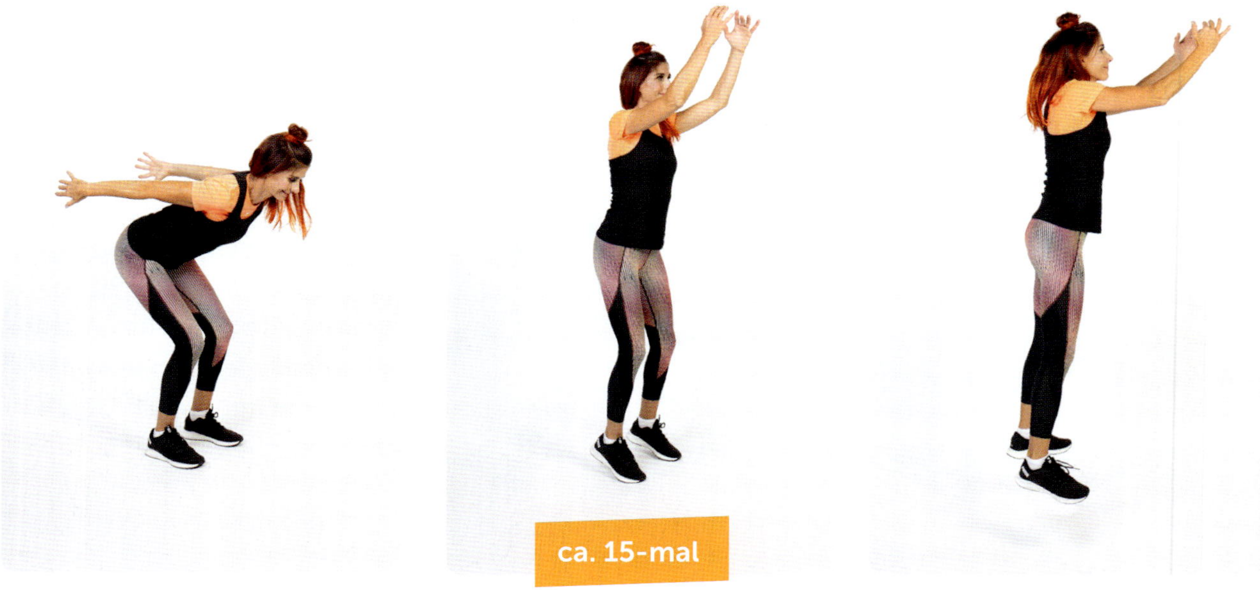

Bouncen und springen:

- Hüftbreiter Stand mit Doppelarmschwung vor und zurück. Die Knie dabei beugen und strecken. Den Schwung in der Vorwärtsbewegung mitnehmen – auf die Zehen hochdrücken oder springen, wer möchte

MEDITATIVES BEWEGEN UND ENTSPANNEN
EINE REISE ZUM EIGENEN ICH – MIT MUSIKBEGLEITUNG
ODER IN DER FREIEN NATUR MÖGLICH

FÜHL DICH WOHL IN DEINEM KÖRPER

Einführung

Kennen Sie jene Tage, an denen sich der innere Schweinehund bedrohlich vor Ihnen aufbaut und jeglichen Bewegungsvorsatz zunichte macht? Sie sind müde und antriebslos. Es fällt ihnen rein gar nichts ein, was dem Körper guttun könnte?

Ich hätte da eine Idee: Gehen wir's ganz langsam an und lassen den Weg das Ziel sein.

... Bewusst zu atmen kann ein Anfang sein. Dieses Atmen wächst hinaus in eine Bewegung, eine Dehnung, ein Steigen und Sinken im Körper. Das kann so angenehm sein, dass sich der nächste Schritt von ganz allein ergibt. Wie von selbst finden wir uns in jener Dehnposition wieder, die wir gerade als Ausgleich brauchen. Die Augen schließen sich, und auch die Welt bleibt draußen für den Moment. Ich bewege mich in meinem eigenen Mikrokosmos, fließend und im Austausch mit meiner vertrauten Umgebung. Die Gedanken wandern, meine Seele findet Raum und Zeit. Eine Übung ergibt die nächste, und daraus wird ein Fluss, in dem es kein „Richtig“ oder „Falsch“ gibt, denn er ist meine individuelle Bewegungsart. Ich lasse mich in den Boden sinken, übergebe mein Gewicht der Schwerkraft und bewege mich wie im schwerelosen Raum. Die Atmung führt mich bis in die kleinsten Gelenke und lockert mich von innen. Irgendwann finde ich mich im Sitzen wieder, und es hebt mich auf die Beine. Stehen fühlt sich leichter an, der Kopf ist frei, und mein Herz schlägt sicher und stark. Dieser Augenblick ist mein Moment, indem ich die Hände auf die Brust lege und mein Zentrum fühle: meinen Herzschlag – mein Leben. Ich bin bei mir angekommen ...

Und plötzlich ist er weg, der innere Schweinehund, und Sie fühlen sich rundum wohl. Vielleicht sogar bereit für ein kurzes Training, einen Spaziergang, oder Sie probieren einmal etwas ganz Neues aus.

Meditatives Bewegen verbindet Körper und Seele. Es kann für jeden etwas anderes sein und ganz verschiedene Element enthalten. In der folgenden Bewegungssequenz finden sich Übungen aus dem Qi Gong, Yoga oder Feldenkrais. All diese Techniken haben eines gemeinsam: Es gibt kein Richtig oder Falsch, allein für uns selbst muss es sich stimmig anfühlen. Übungen dürfen verändert oder weggelassen werden, vielleicht entwickelt sich aus diesem Beispiel eine ganz persönliche Sequenz.

Es gibt viele verschiedene Body&Soul-Einheiten, sie alle sind eine Aufforderung, kreativ zu werden. Denn die Seele eines Menschen ist einzigartig und findet Ausdruck über unseren Körper. Bewegung, in der wir uns wohlfühlen, werden wir nie als unangenehm empfinden, selbst wenn wir feststellen, dass manches davon anstrengend ist.

Sport hat sehr oft den Beigeschmack von Leistung, Sieg oder Niederlage. Bewegung ist etwas anderes und kann ruhig auch einmal meditativ ablaufen.

Die folgende Einheit eignet sich auch sehr gut als Morgengymnastik oder Tagesabschluss. Meditatives Bewegen ist ein probates Mittel für Regenerationstage nach harten Wettkämpfen oder auch ein Weg, nach einer langen inaktiven Phase wieder zurück ins Training zu finden.
Ein gutes Körpergefühl zu haben ist nicht selbstverständlich, denn im Alltag ist oft kein Platz für unser eigenes Ich. Vergessen wir nicht darauf, denn eine eigesperrte Seele verschafft sich Raum. Irgendwie, irgendwo, irgendwann ...

Mit den nächsten Übungen will ich Sie ein Stück weit näher zu sich selbst bringen – natürlich nur, wenn Sie bereit dazu sind ...

In den Bauch hineinatmen:

- Aufrecht stehen, Hände auf den Bauch legen. Durch die Nase tief in den Bauch hineinatmen, durch Mund und Nase wieder ausatmen. Die Hände fühlen das Heben und Senken der Bauchdecke

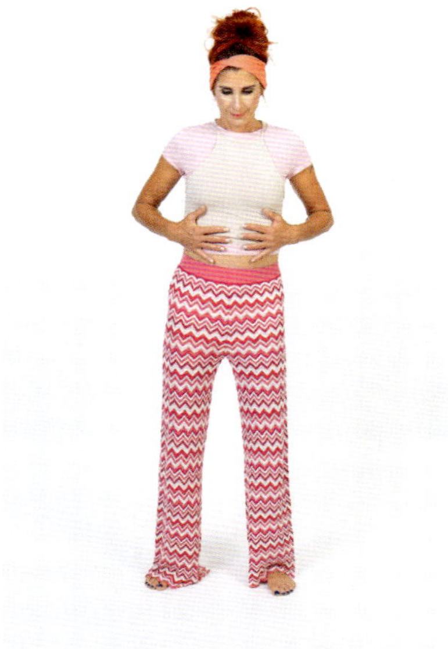

Dauer und Intensität der Übungen liegt ganz bei Ihnen.

Die Brust öffnen und weitherzig sein:

- Mit einer Einatmung die Arme bis zur Waagrechten steigen lassen und ausbreiten
- Mit einer Ausatmung, von innen beginnend, zusammenziehen und die Arme wieder schließen und absinken lassen

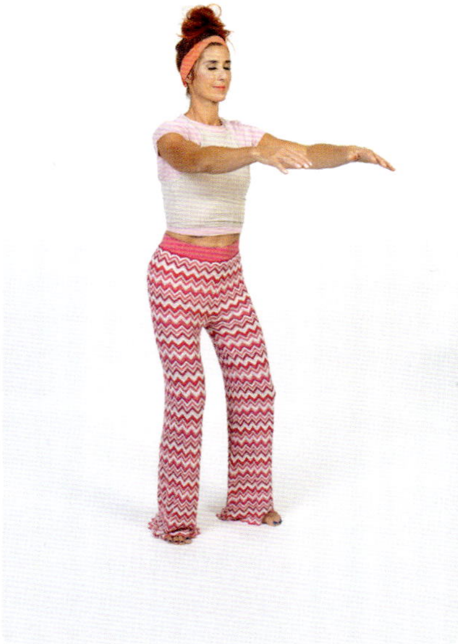

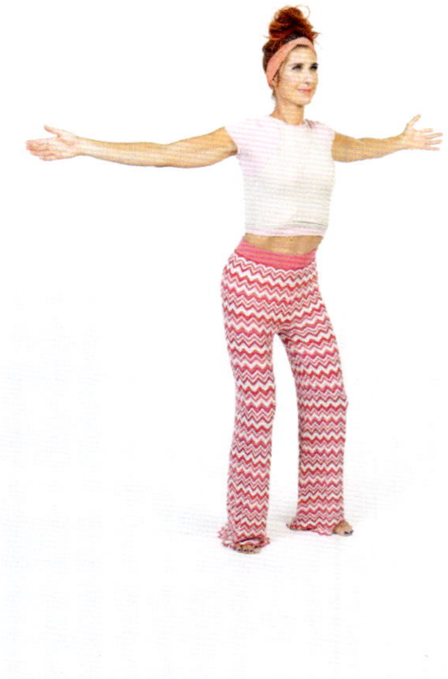

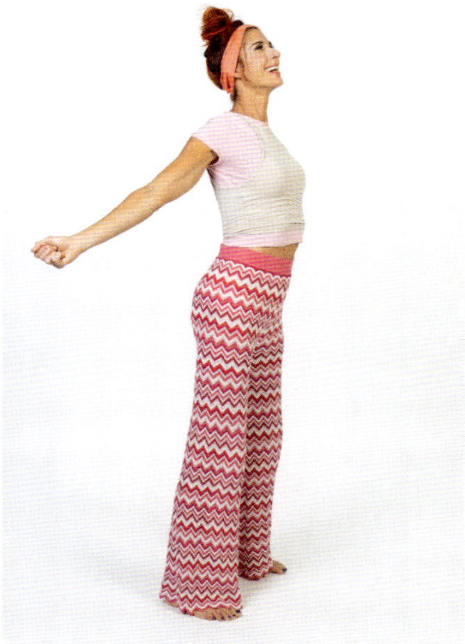

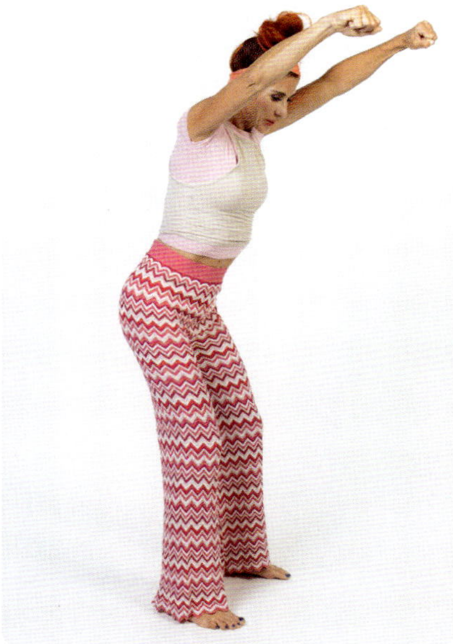

Rudern über den stillen See:

- Vorstellung: Ich sitze im Boot und rudere über meinen Lieblingssee. Ruder in beiden Händen halten
- Mit einer runden Bewegung einen Ruderschlag durchführen. Die Atmung steuert die Bewegung

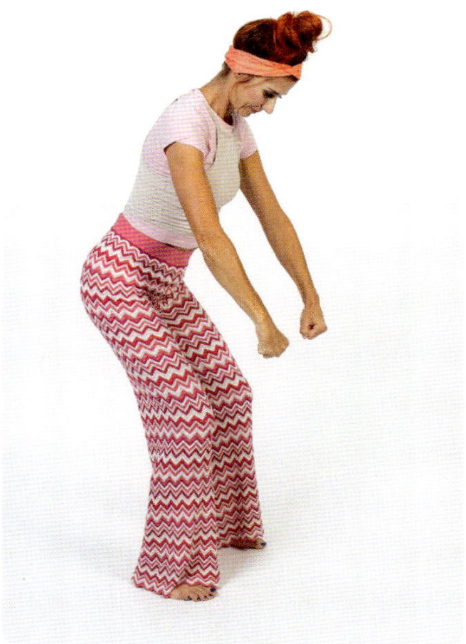

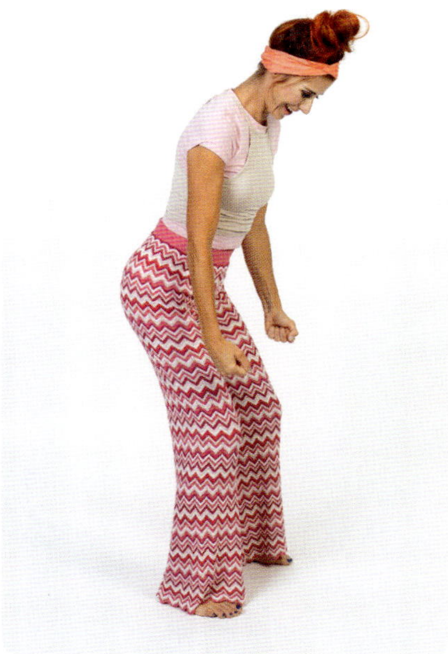

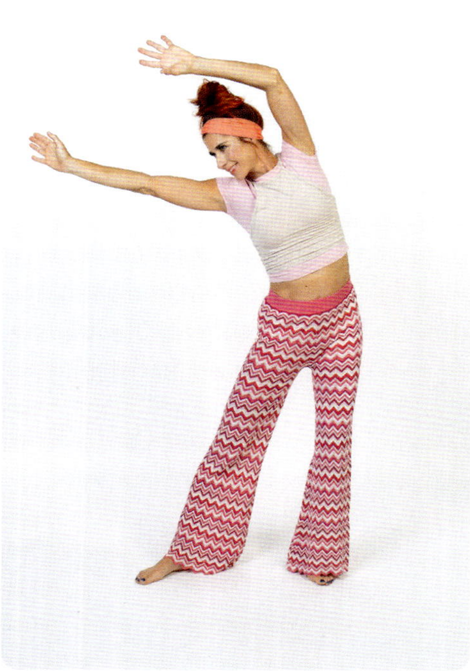 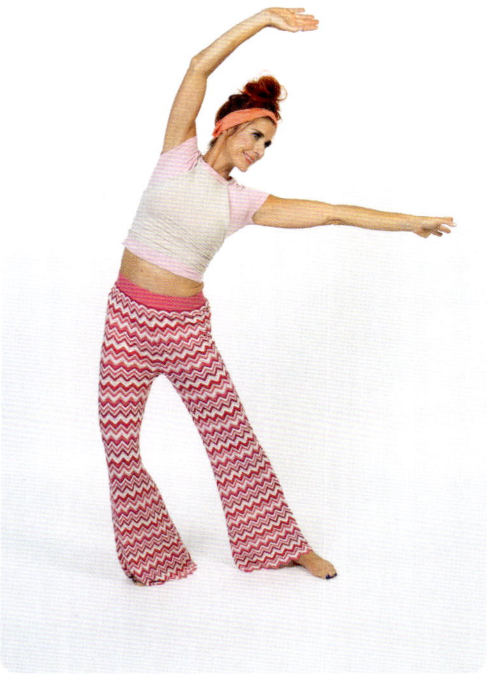

Schilf im Wind:

- Arme über den Kopf führen und den ganzen Körper zur Seite dehnen
- Fließender Richtungswechsel im Atemrhythmus

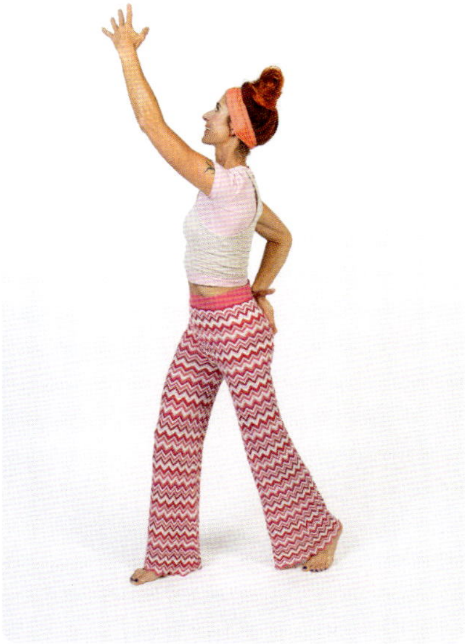
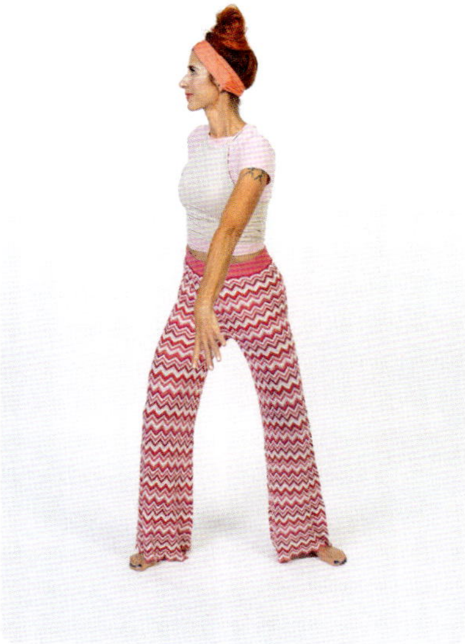
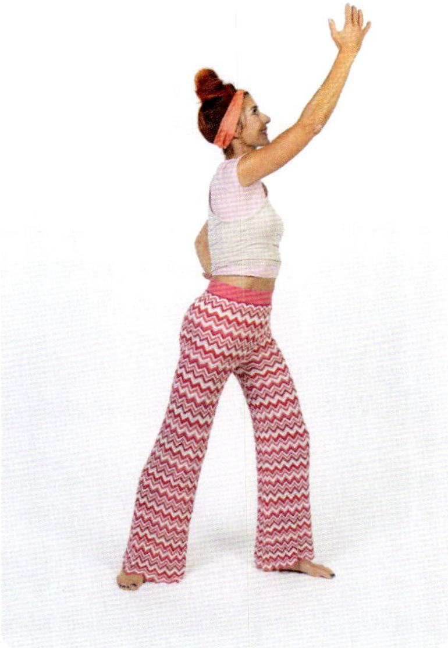

Den Mond anschauen:

- Oberkörper ist seitlich verdreht, sodass eine Schulter nach vorne zeigt. Derselbe Arm weist zum imaginären Mond. Die andere Hand liegt mit dem Handrücken über dem Kreuzbein
- Rotation des Oberkörpers: Die andere Schulter kommt nach vorne, jetzt zeigt der andere Arm nach oben. Die ehemalige „Mondhand" liegt nun über dem Kreuzbein

Zum Wasser greifen:

- Wirbelsäule nach vorne beugen und die Arme absenken
- Wirbel für Wirbel aufrichten, Arme mitnehmen und über dem Kopf öffnen. Den Körper wieder absenken und die Arme folgen lassen. Vorstellung: „Mit den Händen Wasser aus dem See aufnehmen und mit nach oben nehmen."

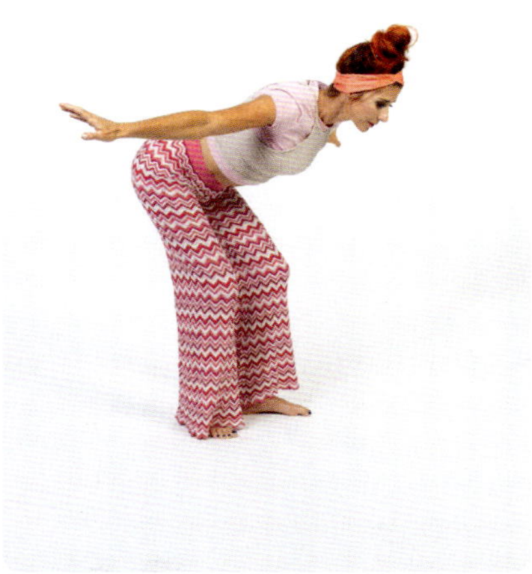

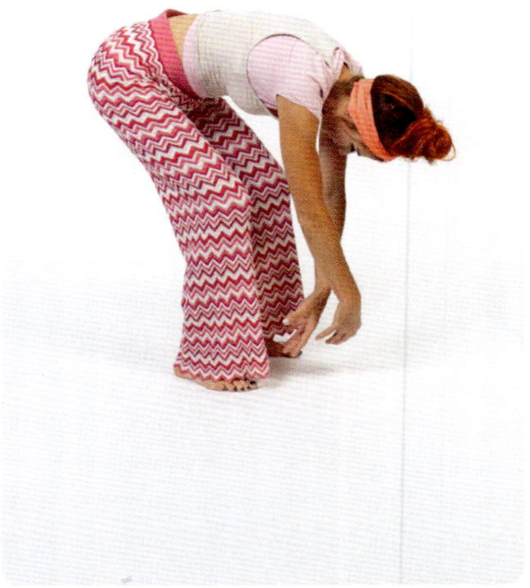

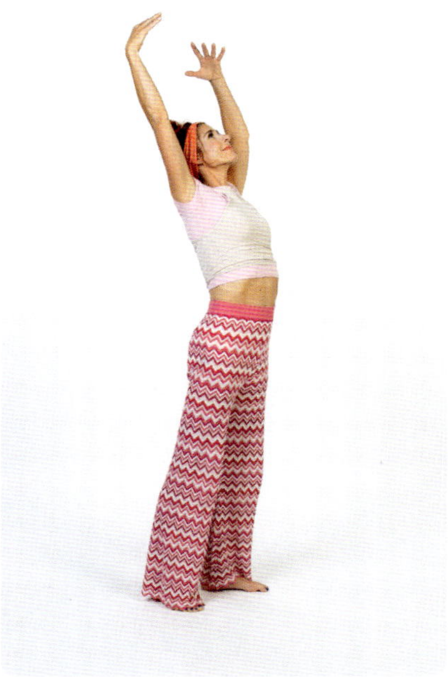

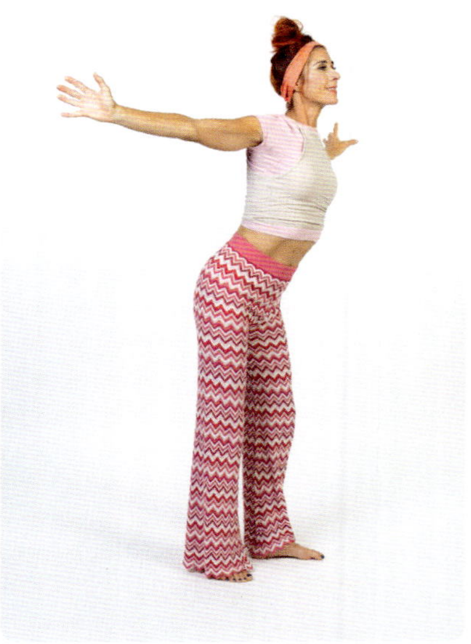

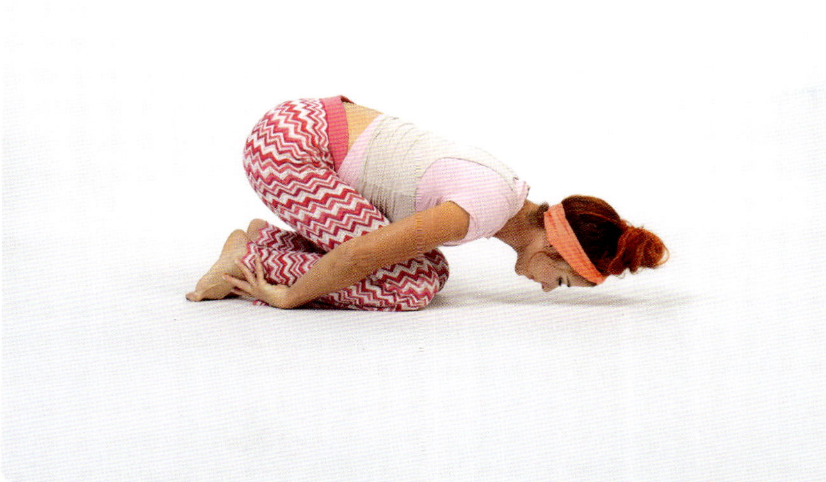

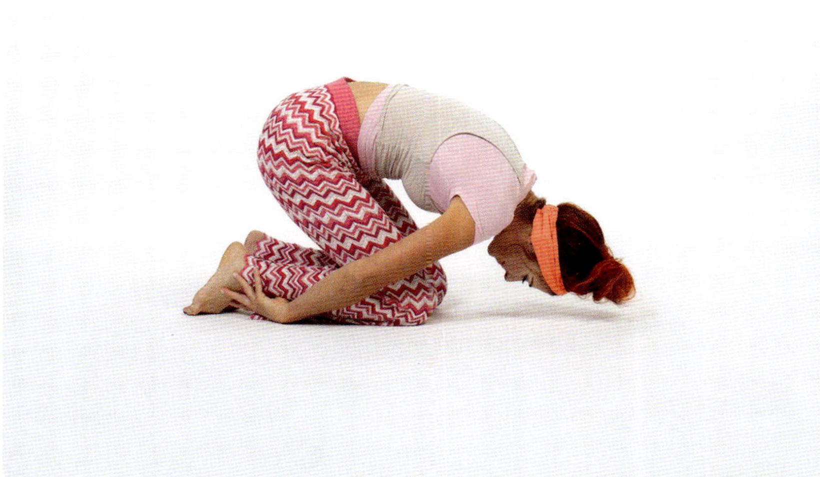

Stellung des Kindes:

- Fersensitz, Oberkörper liegt auf den Oberschenkeln auf. Arme sind neben dem Körper
- Rücken rund machen und wieder langziehen im Wechsel

Schlafende Taube:

- Vorderes Bein liegt angewinkelt auf, das hintere ist abgespreizt
- Der Oberkörper dreht sich in Richtung des vorderen Beins und wird gerade darauf abgesenkt. Die Hände stützen locker neben dem Körper

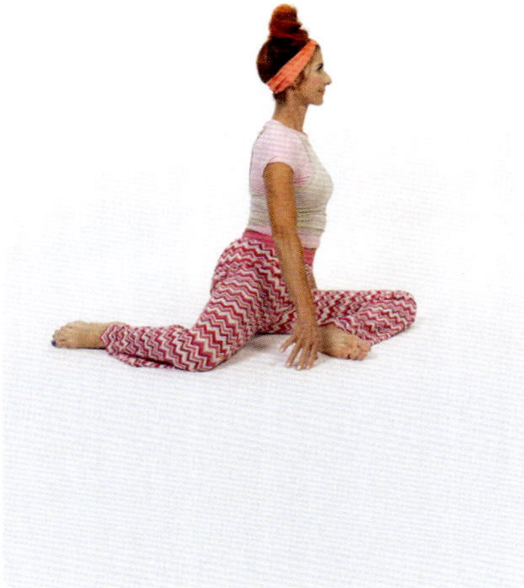

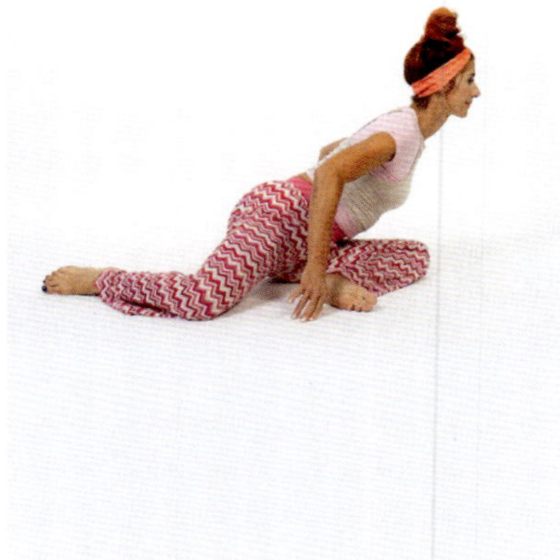

Kopf rollen:

- Rückenlage, Beine aufstellen, Hände auf den Bauch legen
- Den Kopf locker am Hinterkopf von rechts nach links rollen

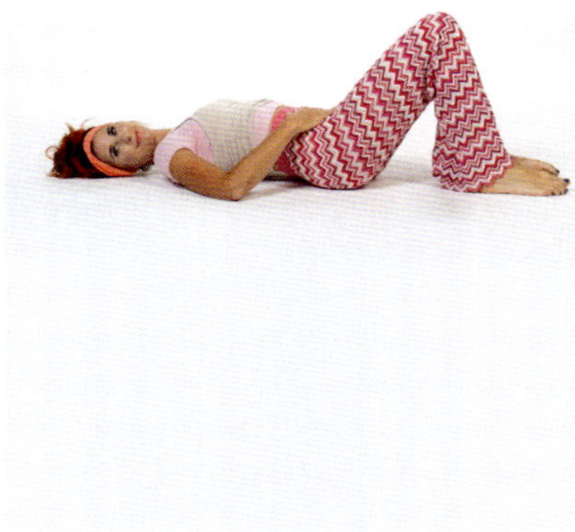

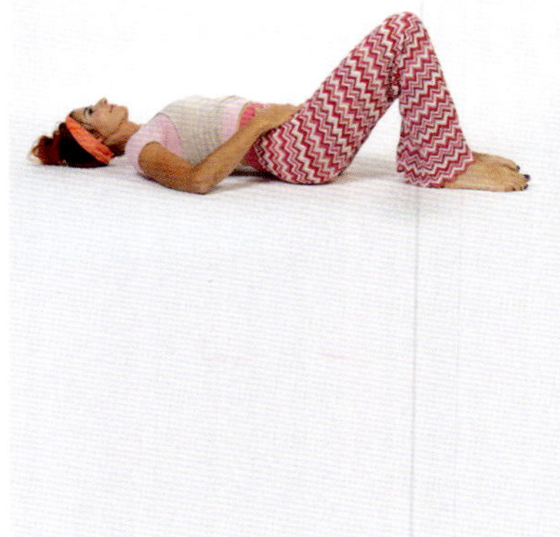

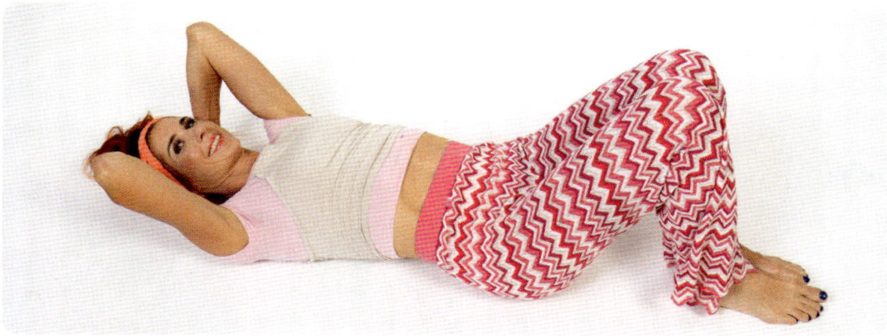

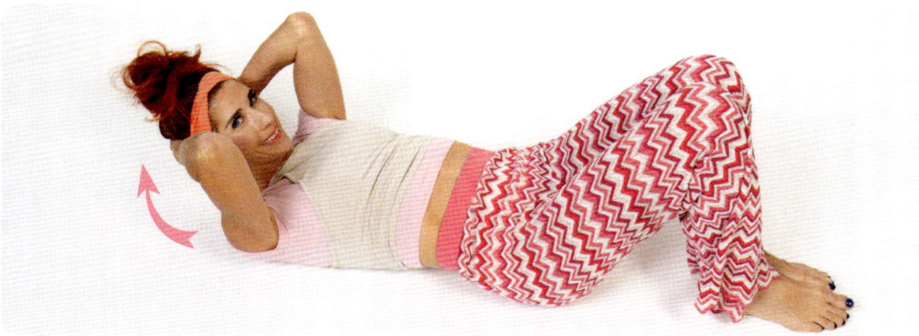

Kopf mit den Händen anheben:

- Rückenlage, Beine aufstellen. Kopf in die Hände legen
- Ellbogen schließen und den Kopf mit Hilfe der Arme anheben. Gewicht des Kopfes liegt in den Händen

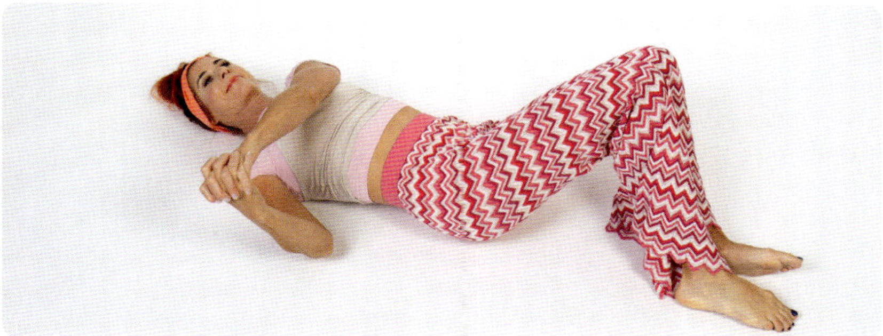

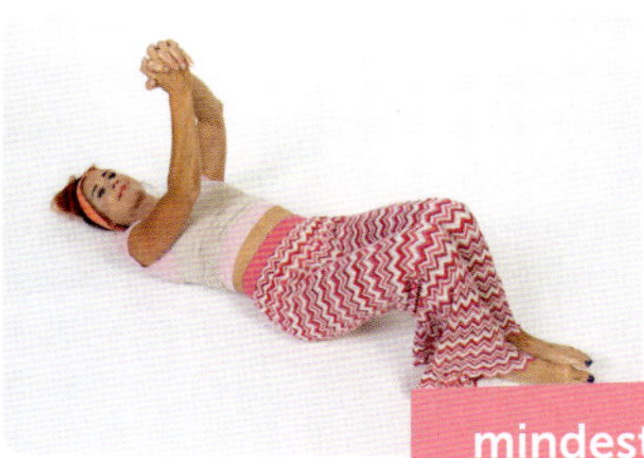

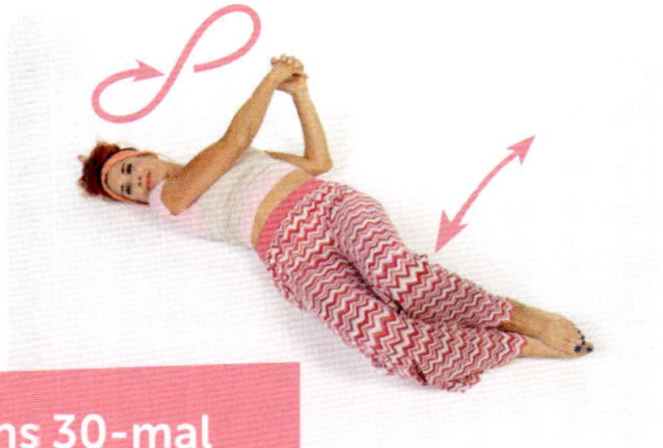

mindestens 30-mal

Achter in Rückenlage:

- Rückenlage, Beine aufstellen. Die Arme nach oben durchstrecken und die Finger verschränken. Die Arme beschreiben jetzt eine quer über dem Oberkörper liegende Acht, wobei sich der untere Arm immer im Ellbogen beugt
- Die Beine und der Kopf bewegen sich in die entgegengesetzte Richtung

Seestern:

- Ausbreiten in Rückenlage, Arme und Beine ausstrecken
- Zusammenziehen und ganz rund machen

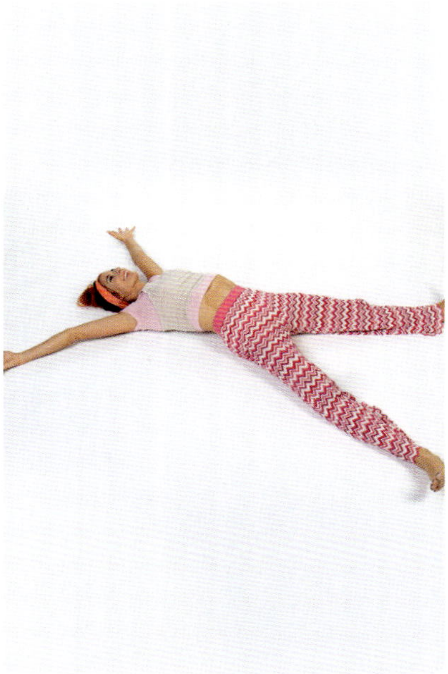

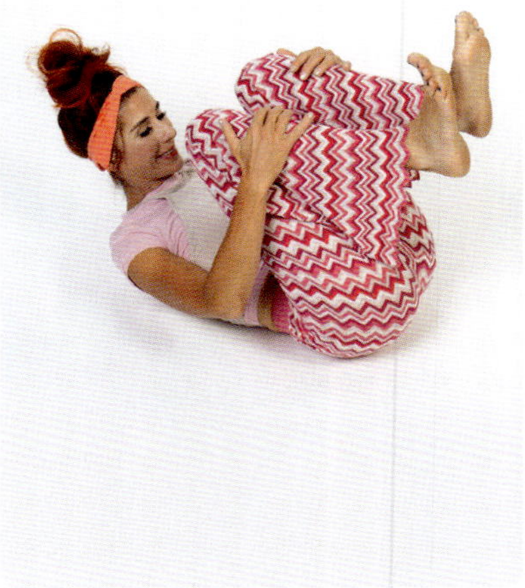

Kugelfisch:

- Rückenlage, mit den Händen in die Kniekehlen greifen, Beine leicht strecken
- Knie Richtung Brust ziehen, ganz klein zusammenrollen und sanft in alle Richtungen „kugeln"

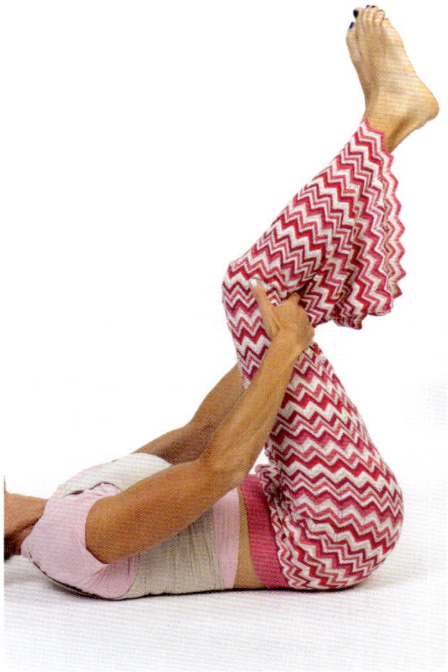

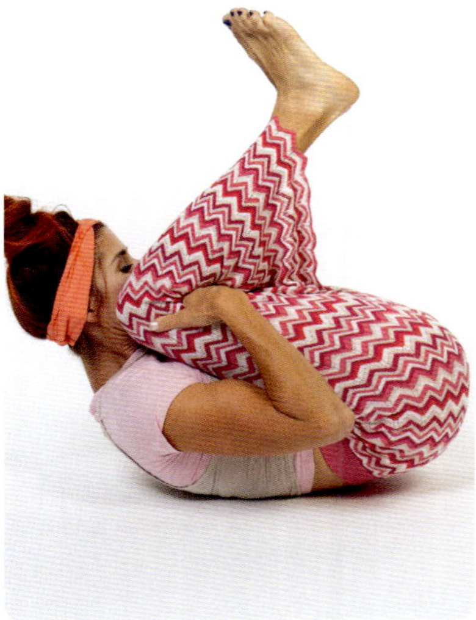

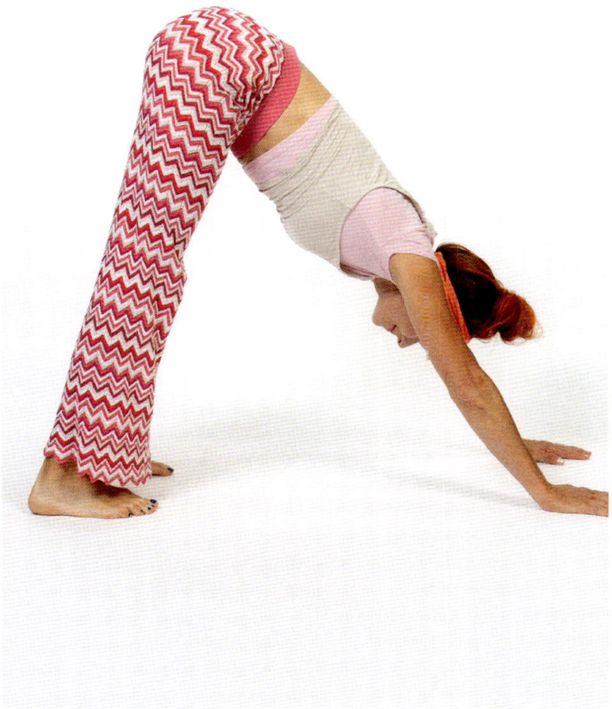

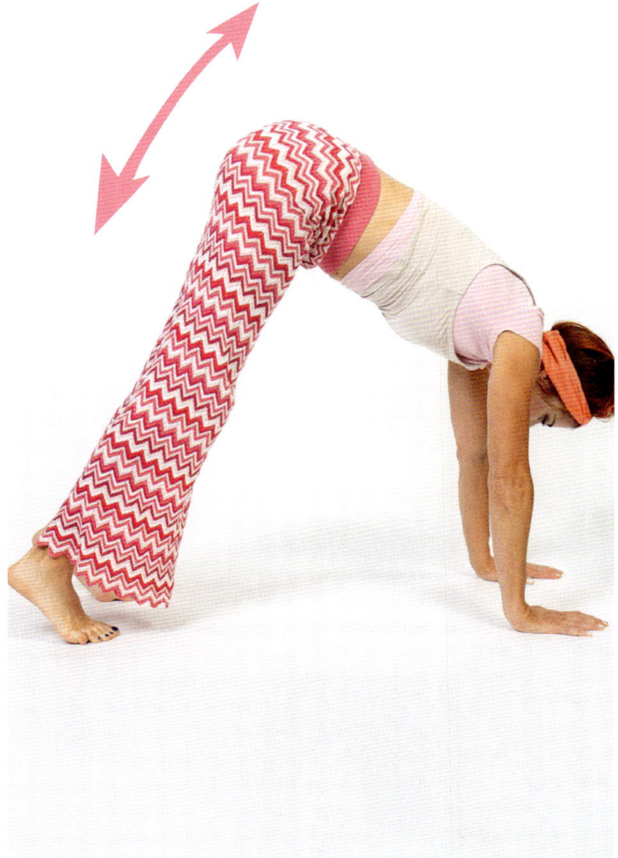

Pyramide mit Gewichtverlagerung:

- Hände greifen zu Boden, Beine und Arme durchstrecken. Druck gleichmäßig zwischen Armen und Beinen verteilen
- Gewichtverlagerung von vorne nach hinten und umgekehrt

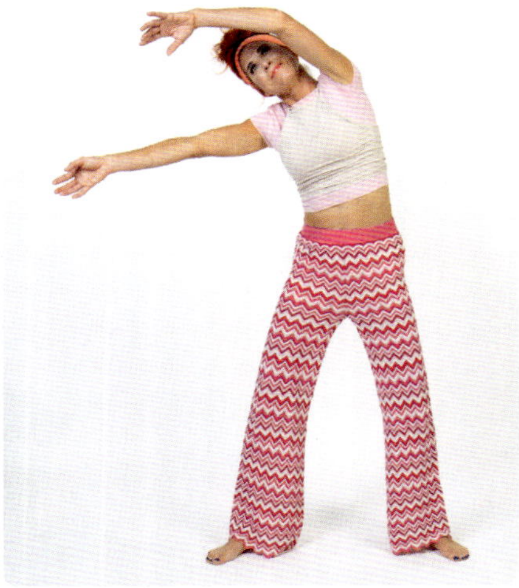

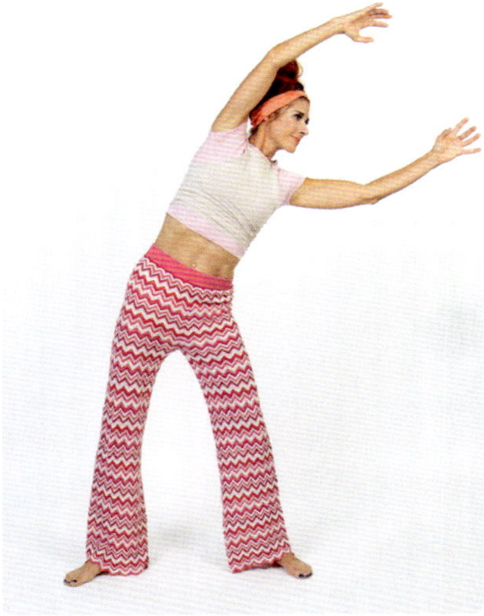

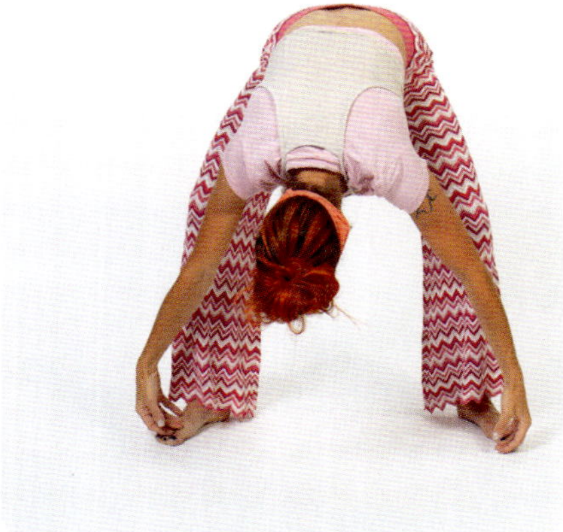

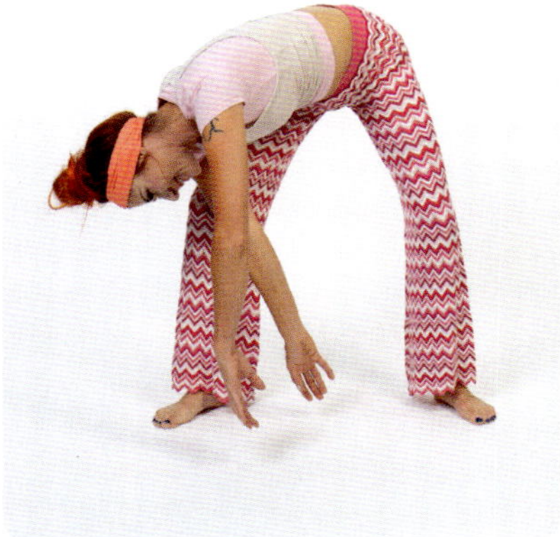

Flugreifen drehen:

- Vorstellung: Die Arme hängen wie Schnüre aus den Schultern und folgen der Bewegung des Oberkörpers. Dieser beschreibt eine kreisförmige Bewegung. Wechsel der Bewegungsrichtung ist immer am tiefsten Punkt, wenn der Oberkörper mittig nach vorne gebeugt ist
- An diesem Punkt klappt der Oberkörper leicht auf und wird zu der Seite, auf der er abgesenkt wurde, angehoben. Die Arme folgen locker dieser Bewegung

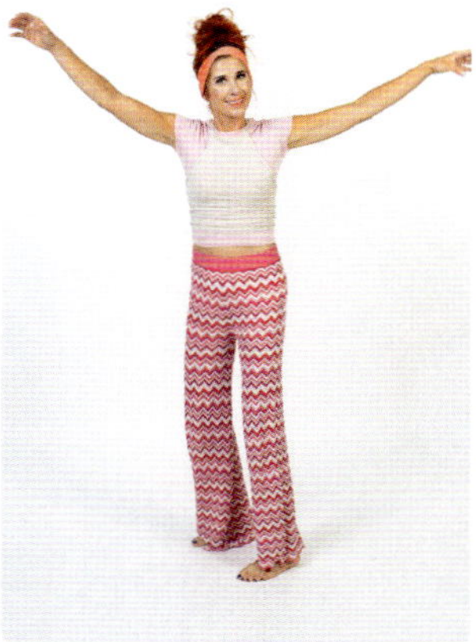

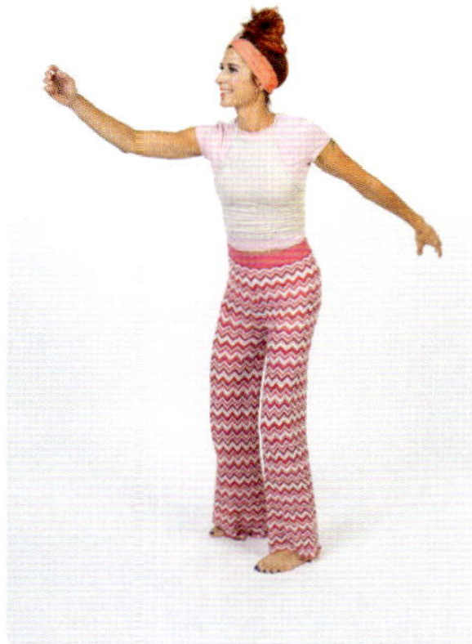

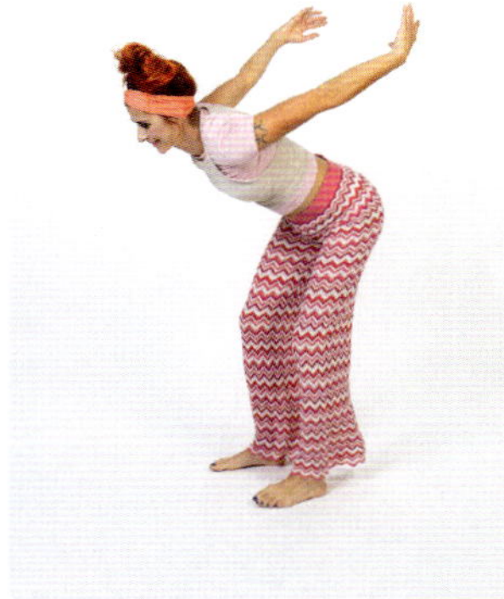

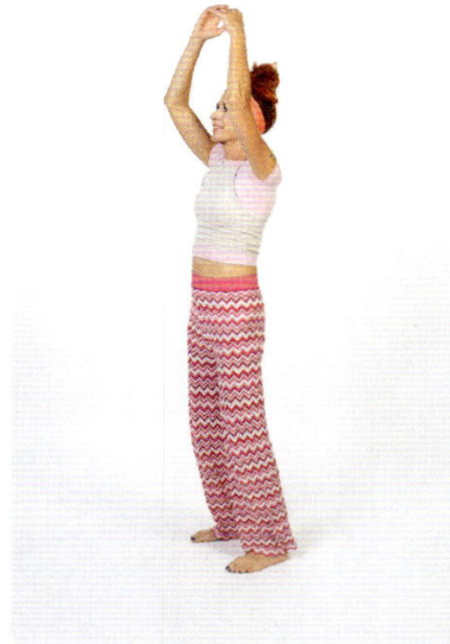

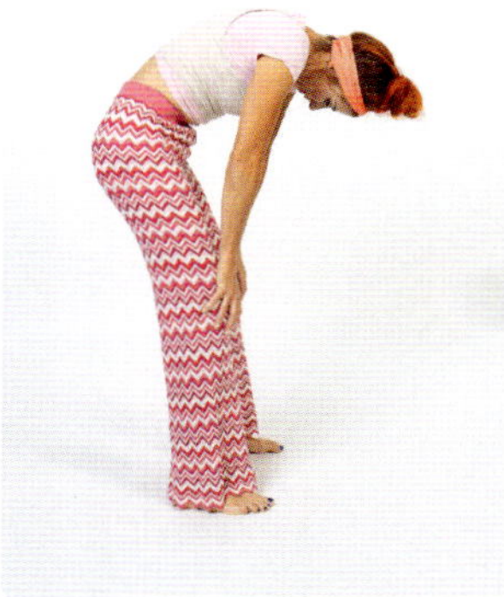

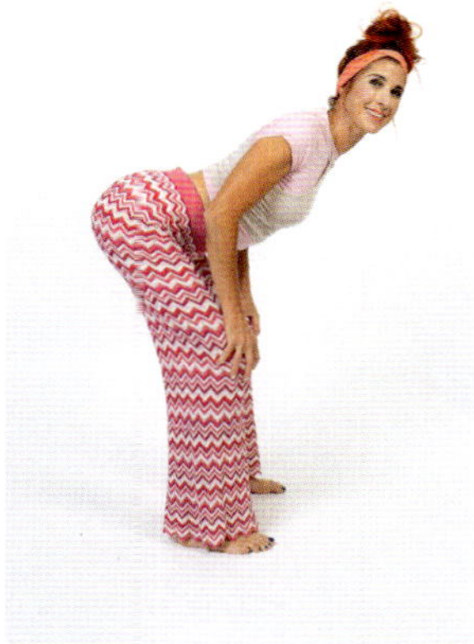

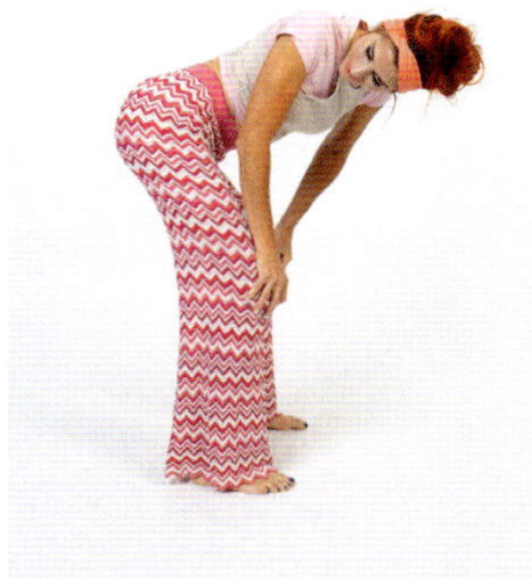

Fasziales Durchbewegen:

- Lockerer Armschwung gegengleich und gleichseitig mit Beugen und Strecken der Knie
- Auf den Knien abstützen und den Oberkörper vorbeugen. Rücken rund machen und in eine Hohlkreuzposition führen. Gesäß seitlich, über die Schulter hinweg „anschauen“ und die Wirbelsäule dreidimensional durchbewegen

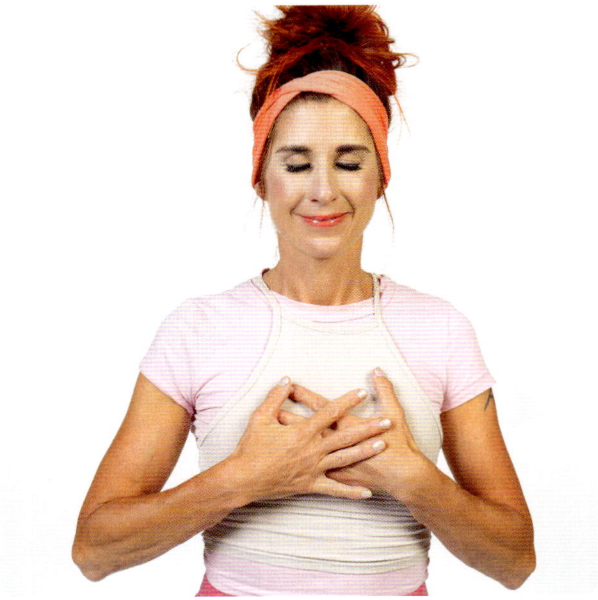 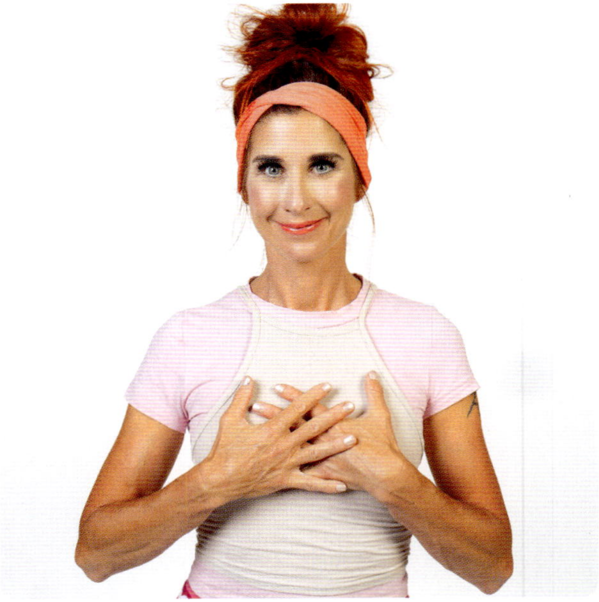

Herzatmen:

- Hände auf der Brust, direkt über dem Herzen kreuzen. Ganz auf sich selbst konzentriert dem Herzschlag lauschen

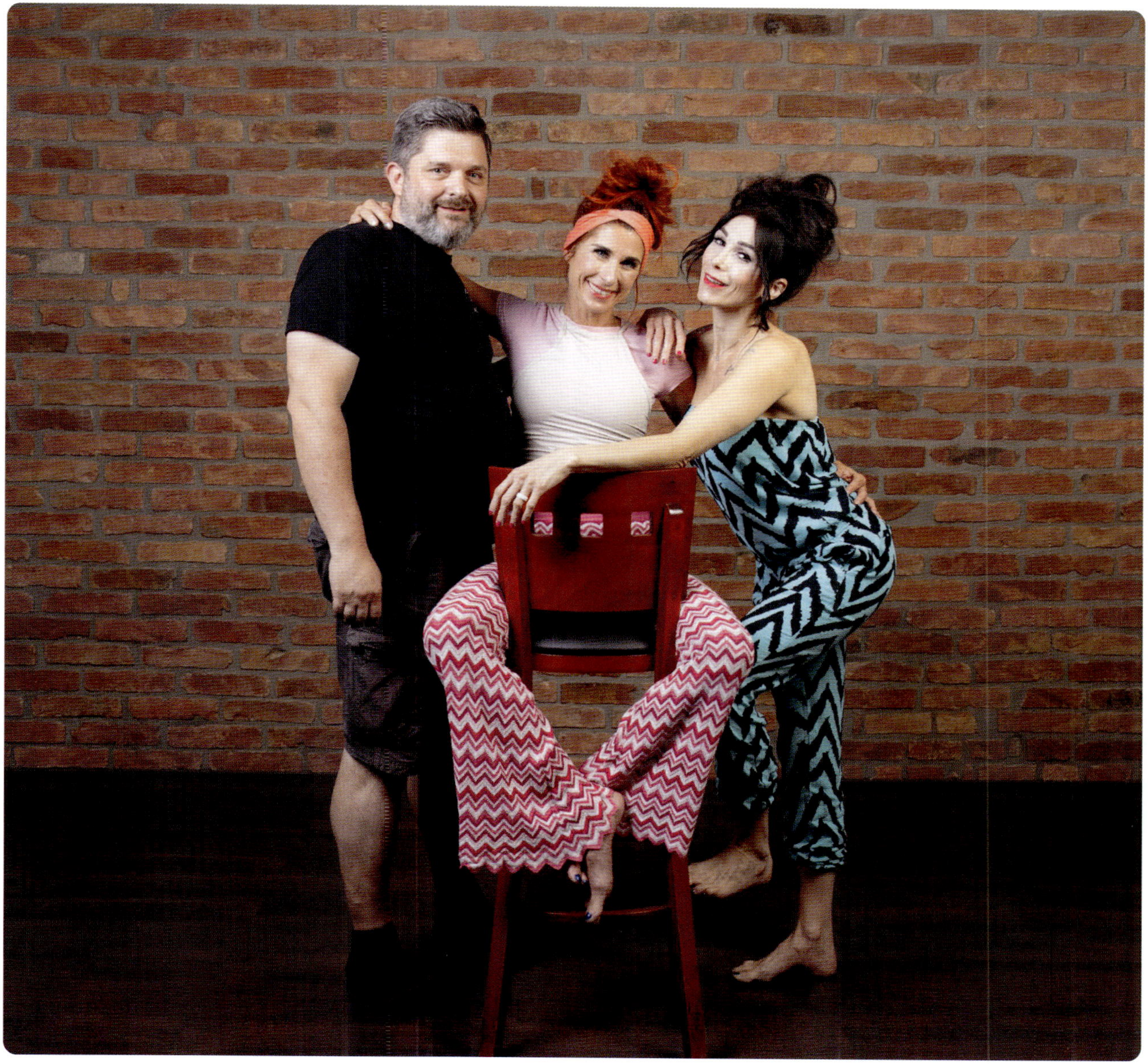

Verantwortlich für die Fotos im Übungsteil, von links:
Fotograf Paul Unmuth, Heidi, Visagistin Monika Nosovky-Welser

PERSÖNLICHES

Sie haben sich bis hierher durch die Übungsprogramme gearbeitet? Kompliment, ich bin beeindruckt! Wie ist es Ihnen damit gegangen, bzw. wie gut waren diese für Sie umsetzbar, und welche Erkenntnisse haben Sie daraus gewonnen? Konnten Sie etwas Neues über Ihren Körper herausfinden bzw. entscheiden, wo Ihre Trainingsschwerpunkte in Zukunft liegen sollten? Berichten Sie mir von Ihren Erfahrungen, wenn Sie wollen.

Mir selbst ist beim Schreiben Ähnliches passiert. Ich habe mich seit langer Zeit wieder einmal meiner Ursprungsfähigkeiten besonnen, mir aber auch vor Augen geführt, wo mein größtes Entwicklungspotential liegt: nämlich im Gleichgewicht. Dieses zählt weder zu den Fähigkeiten noch zu den Fertigkeiten und ist ein sehr komplexes Gebiet, das unser Gehirn, die kognitiven Fähigkeiten und die propriozeptive Wahrnehmung, also die Wahrnehmung des eigenen Körpers im Raum, umfasst.

Ein Beispiel dafür:

1: Behalten Sie Ihre Schuhe an und stellen Sie sich auf ein Bein. – Das wird wahrscheinlich jedem einigermaßen gelingen.
2: Jetzt führen Sie dieselbe Übung bitte ohne Schuhe und mit geschlossenen Augen durch. – Wie war dieser Versuch für Sie? Viel schwerer, oder? Denn nun waren rein die Rezeptoren Ihrer Fußsohlen für das Gleichgewicht verantwortlich, da die Augen ausgeschaltet wurden. Das regelmäßige Training dieser Rezeptoren der Fußmuskulatur und das Zusammenspiel aller Bereiche durch die Nervenbahnen führt zu einer deutlichen Verbesserung des freien, einbeinigen Stehens.

Mein Gleichgewicht wird mit den Jahren, trotz regelmäßiger sportlicher Betätigung, immer schlechter. Bislang hat mich das nicht sonderlich gestört, aber das Schreiben dieses Buches motiviert mich, ehrlich in meinen Körper hineinzuspüren und mich mehr mit sensomotorischem Training zu befassen. Schauen wir mal, wohin dieser Weg führt, und ob ich Ihnen zu gegebener Zeit darüber berichten darf ...

Die Ursache meiner Gleichgewichtsschwäche liegt lange zurück und ist sehr komplex: Im Jahr 1996 stürzte ich beim Klettern 25 Meter im freien Fall ab. Glücklicherweise habe ich mich dabei kaum gedreht und landete direkt auf meinem Gesäß, auf einer kleinen Steinmauer. Mein linker Schienbeinknochen steckte etwas weiter unten, direkt in der Erde. Diagnose: Polytrauma – was soviel heißt wie multiple Verletzungen.
Die Rettungskette funktionierte perfekt, ich wurde mit dem Hubschrauber ins Wiener AKH geflogen und dort auf der Intensivstation in künstlichen Tiefschlaf versetzt. Die Summe meiner Verletzungen, verbunden mit großem Blutverlust, war ernst. Einige Tage lang kämpfte ich um mein Leben, aber ich war nicht allein!

Meine Eltern und meine Freunde, vor allem aber meine Mutter haben mit mir gekämpft. Sie hat mich in dieser Zeit ein zweites Mal zur Welt gebracht, denn meine erste Erinnerung nach dem Erwachen ist ihr lachendes Gesicht. Sie hat mir versprochen, dass alles wieder so wird, wie es war – und das habe ich ihr einfach geglaubt.

Mein 18facher Beckenbruch wurde verplattet und verschraubt, schlimmer aber war es um meinen Fuß bestellt. Durch die starke Verunreinigung der Wunde – Erde, Steine, Gras und leider auch Tierkot – kam es zu einer Sepsis. Dem Mut und der Erfahrung der diensthabenden Unfallchirurgen verdanke ich die Tatsache, dass mein Unterschenkel nicht amputiert wurde.

Die Entzugserscheinungen beim Erwachen aus dem Tiefschlaf und die damit verbundenen wirren Fantasien versetzten meine Familie noch einmal in blankes Entsetzen. Auch das ging vorüber, und ich konnte meinen Genesungsweg auf der Normalstation fortsetzen.

Dieser Weg war steinig und schwer, da sich herausstellte, dass durch den Bruch meines Kreuzbeins und die Sprunggelenksverletzung eine der Hauptnervenbahnen in mein linkes Bein schwer verletzt worden war. Ich konnte die Zehen dieses Fußes nicht mehr bewegen. Generell hatte ich unfassbare Schmerzen, so wie noch nie zuvor in meinem Leben. Wäre es möglich gewesen, so hätte ich mir selbst die hundertfache Dosis an Morphium verabreicht. Es gab in dieser Zeit Momente, in denen ich nicht mehr leben wollte. Wäre ich dazu in der Lage gewesen, ich hätte es beendet, so groß waren die Schmerzen, so düster meine Zukunftsprognose. Damals war die Medizin noch nicht so weit wie heute, und niemand konnte mir sagen, wie mein Leben in Zukunft aussehen würde. Also begann ich, Fragen zu stellen und Antworten zu erzwingen. Auf diesem Weg erfuhr ich, dass ich vielleicht niemals mehr ohne Krücken gehen würde können und dass ein eventueller Kinderwunsch aufgrund meiner Beckenverletzung möglicherweise unerfüllt bleiben wird. Dieser erneute Dämpfer reichte aus, um mich wieder zurück an den Start zu befördern. Ich habe nicht mehr weitergefragt und vielleicht auch nicht richtig zugehört …

Nach einigen Wochen konnte ich meine Rehabilitation am weißen Hof in Klosterneuburg beginnen. Da ich zu dieser Zeit noch im Rollstuhl saß, wurde ich auf der Ebene der Querschnittgelähmten behandelt. Psychisch war ich ohnehin schon schwer angeschlagen, und was ich dort gesehen habe, hat mich noch tiefer hinuntergezogen. Schicksale, gegen die meines ein Spaziergang war. Bis heute habe ich nichts davon vergessen. Das Nervenwachstum in meinem Bein verursachte große Schmerzen, ich hielt weder die Berührung mit einer Decke noch das Tragen eines Sockens aus. Als ich zum ersten Mal am Barren aufstehen durfte, wich die Freude dem blanken Entsetzen. Erstens war das Absacken des Blutes kaum zu ertragen, und zweitens war ich, ohne es zu bemerken, abgemagert bis auf die Knochen. Ich konnte mit beiden Beinen in ein Hosenbein meiner Jean schlüpfen. Muskulatur, die nicht benützt wird, verschwindet ...

Es ist unglaublich – aber was mich wirklich wieder auf die Beine gebracht hat, waren der Lebensmut und die Freude meiner querschnittgelähmten Mitpatienten. Für sie waren meine ersten Schritte fast so, als würden sie selbst wieder laufen lernen, und ich schämte mich für meine Wehleidigkeit und meinen Pessimismus. Bei unseren gemeinsamen Ausfahrten zogen sie mich mit dem Abschleppseil hintennach, denn sie waren viel kräftiger und schneller als ich.
Nach einigen Wochen durfte ich wieder nach Hause, aber ich war nur mehr ein Schatten meiner selbst. Was sollte aus mir werden? Ich hatte mein Studium der Sportwissenschaften noch nicht beendet und war auch nicht in der Lage, wieder alleine zu leben.
In dieser Zeit schloss sich der Ring meiner Freunde und Familie wie ein Schutzwall um mich und gab auch meiner Seele Halt.

Bewegung ist immer alles für mich gewesen, ein kräftiger, gesunder Körper eine Selbstverständlichkeit! Männer, die sich früher nach mir umgedreht hatten, blickten nun mitleidig auf mich herab. Schmerzen waren meine neue Wirklichkeit geworden, und ich glaubte, alles verloren zu haben.
Irgendwann stellte ich mir dann folgende Frage: „Was in meinem Leben bedeutet mir etwas und kann mir nicht genommen werden?“ Die Antwort war sofort da: die Natur und das Schreiben. Beides hat mir immer Kraft und Ruhe gegeben, und genau darin habe ich mich wiedergefunden. Ich verbrachte viele Tage alleine in unserer Waldhütte und schrieb mir dort mein Leben „von der Seele“. Dabei bin ich gesund geworden. Bis heute ist das mein Anker. Sport ist vieles für mich, aber nicht alles.

Ich glaube, dass uns gewisse Dinge im Leben vorherbestimmt sind. Aber wir haben immer die Wahl, wie wir damit umgehen und was sich für uns daraus ergibt. Für mich ist damals klargeworden, dass es einen Sinn haben muss, warum ich diesen Absturz überhaupt überlebt habe: Es ist mein klarer Auftrag, anderen Mut zu geben und dabei zu helfen, das Optimum aus ihrer Situation zu machen. Warum? Weil ich es kann!! Weil ich jegliche mir von meinen Kunden beschriebene Art von Schmerz und Verzweiflung selbst erlebt habe. Weil ich das Glück hatte, Hilfe zu bekommen, und in der Lage war, diese auch anzunehmen. Weil ich verstanden habe, dass Schönheit keine Sache des Aussehens, sondern eine der Lebensfreude und des Charakters ist. Weil ich mich selbst akzeptiert habe, genau so wie ich bin.

Seither versuche ich einfach, normal weiterzuleben. Ich konzentriere mich nicht auf den Schmerz und auf das, was ich nicht kann, sondern arbeite mit meinen Stärken und kompensiere damit meine Schwächen. Der Körper braucht Jahre, um sich auf geänderte Verhältnisse einzustellen, aber er schafft es, wenn wir Geduld haben, in uns hineinspüren und ein Gefühl dafür entwickeln, was wir brauchen. Gewisse Nervenanteile meines linken Fußes sind bis heute inaktiv, aber andere Muskelbereiche haben die wichtigsten Funktionen übernommen. Mein oberes Sprunggelenk ist kaum noch beweglich, und dennoch kann ich völlig normal gehen.

Ich habe niemals aufgehört, Dinge zu wollen, und vor allem habe ich nichts von dem vergessen, was ich einmal gekonnt habe. In meiner Vorstellung und in meinen Träumen bin ich über weite Wiesen gelaufen und die Stiegen des Hauses hinuntergesprungen. Auch noch zehn Jahre nach dem Unfall war dies nichts weiter als ein Traum ...

Zuerst waren es kleine Schritte zurück in den Alltag: Das erste Mal wieder Fahrrad fahren, an der Hand meines Vaters, wie ein kleines Kind. Auf einem Stuhl sitzen zu können, ohne Polster. Die erste Hose, die mir zu klein geworden ist, und auch das erste Mal auf Skiern zu stehen mit zitternden Knien. Meine Mutter zog mir damals die Skispitzen in die Falllinie und fuhr rückwärts vor mir her. Am Ende des Skitages war alles schon wieder beinahe so wie früher ...
Ich konnte ein Jahr später mein Studium abschließen und hatte nicht nur ein Zeugnis in der Hand, sondern auch einen klaren Lebensplan: Bis heute kann mich nichts von meinem Weg abbringen, und ich bin dankbar für jeden Tag, den ich selbstständig, gesund und ohne Schmerzen verbringen darf.

„Das glaube ich dir nicht“, hat einmal ein Bekannter zu mir gesagt: „Irgendwann vergisst man so etwas doch – es liegt zu weit zurück!“
„Niemals werde ich das vergessen, und ich bin für so vieles, was in dieser Zeit geschehen ist, dankbar!“, war meine Antwort. „Nichts in meinem Leben war jemals wieder so schlimm wie die ersten Tage nach dem Absturz. Aber es fühlt sich an, als wäre ich als anderer Mensch aus dieser Zeit zurückgekehrt.“ Meine Freunde teilen diese Meinung.
Ich bin mit einer glasklaren Vorstellung meiner Zukunft wieder aufgetaucht und schöpfe viel Kraft aus der Vergangenheit. Mit Oberflächlichkeiten tue ich mir schwer. Ich habe den Wert der Zeit erkannt. Es ist so wichtig, die Tage mit Sinn zu erfüllen, mit Leichtigkeit und Freude. In jedem Leben gibt es etwas Schönes.

Die Zeit des „Stillstandes“ hat mich kreativ und geduldiger gemacht. So viele Träume haben sich erfüllt: Bewegung hat mir stets Kraft gegeben, und ich habe mich niemals von Ängsten dominieren lassen. Es war wichtig, wieder klettern zu gehen, aber es hat sich nicht mehr so gut angefühlt wie früher. Das damit verbundene Gefühl von Grenzenlosigkeit und Stärke habe ich mit meinem Absturz wohl für immer verloren, dafür aber meine Familie und den Sinn des Lebens gefunden. Die Berge sind nach wie vor mein Lieblingsort, hier fühle ich mich gleichzeitig frei und geborgen.

Dass ich einige Jahre nach meinem Absturz problemlos Mutter von Zwillingen werden konnte, ist das allerschönste Geschenk für mich. Wir sind heute kein Paar mehr, aber der Vater meiner Kinder wird für immer einen Platz in meinem Herzen haben, weil er sich mit mir für diese Familie und eine Art von Verbundenheit entschieden hat, mit der wir bis heute sorgsam umgehen.

Es ist spannend, wie lange es gedauert hat, Stück für Stück ins Leben zurückzukehren. Ein gewisses Maß an Schmerz war so normal geworden, dass ich nicht einmal bemerkt habe, als er irgendwann nicht mehr da war.
Laufen konnte ich immer noch nicht – ich habe es jeden Tag vermisst. Es waren nicht mehr die Schmerzen, die mich daran hinderten, vielmehr das fehlende Zusammenspiel und die Schwäche einzelner Muskelgruppen. Also habe ich mit ganz kleinen Übungen begonnen, mit Laufschule, ähnlich wie damals beim Aufwärmen im Turnunterricht. Irgendwann bin ich dann zehn Meter gelaufen, zwei Tage Schmerzen waren die Folge. Dann waren es zwanzig Meter – dasselbe Ergebnis.

Heute sind diese Strecken schon viel länger geworden, und immer noch finde ich Dinge, die ich verbessern kann. Das Laufen hat mir wieder Zugang zu den Ballsportarten verschafft, auch wenn ich weiß, dass sie nicht am besten für mich sind.
Das freie Stehen auf meinem linken Fuß ist nach wie vor schwer möglich – womit ich wieder bei meinem Gleichgewichtsproblem gelandet bin. Bisher habe ich es ignoriert, da sensomotorisches Training für mich nicht zu den spannendsten Dingen gehört hat. Aber ich finde gerade einen neuen Zugang dazu. Gute Balance erleichtert den Alltag ungemein, gibt Sicherheit in den Bergen und sorgt auch im Sport für eine wesentlich bessere Leistung. Es ist Zeit für mich, etwas Neues zu beginnen und zu sehen, ob ich mein Ziel erreichen kann.

Ich habe in meinem Leben eine zweite Chance bekommen und bin mir dessen jeden Tag bewusst. Es mag für manchen unverständlich klingen, wenn ich sage, dass ich heute für all das, was mir passiert ist, dankbar bin, aber es ist so. Es fühlt sich an, als hätte ich alle Schwere in meinem Leben in dieser Zeit gebündelt erlebt, und seither ist es eine gewisse Leichtigkeit, die mich trägt. Ich habe mich oft gefragt, ob ich beruflich einen anderen Weg gehen hätte können, die Antwort ist definitiv: Nein. Jedes Mal, wenn ich dies versucht habe, bin ich gescheitert oder auf wundersame Weise durch eine neue Herausforderung wieder im Bewegungsbereich gelandet.

Die Arbeit mit Menschen direkt an der „Basis“ ist meine größte Herausforderung, aber auch mein einziger Weg. Hier bekomme ich so viel zurück.

Oft von denjenigen, die am allerschwächsten sind. Ich denke, genau dort hat man die Chance, sich selbst zu begegnen.

Meine ständig neuen Ideen und die Ruhelosigkeit waren für meine Familie eine große Herausforderung, viele Ortswechsel und ein sich ständig änderndes Betätigungsfeld waren die Folge. Erst als ich dachte, niemals einen Partner zu finden, der alles an mir kennt und liebt, bin ich jemandem begegnet, der eigentlich schon immer da war und mich in so vielen Dingen spiegelt, meinem zweiten Teil. Erst heute können wir einander sehen. Auch das ist Schicksal.

In den letzten beiden Jahren sind gesellschaftlich so viele Dinge passiert, die ich nie für möglich gehalten hätte. Es war und ist keine leichte Zeit. Aber ich versuche auch hier, das Positive zu sehen. Krisen sind immer eine Chance für Veränderung, das Einfache wird zu etwas Besonderem und gewinnt an Wert. Mir war lange nicht bewusst, wie sich die Zeit des Lockdowns für die ältere Generation anfühlen muss. Angst und Ungewissheit allein zu ertragen, plötzlich Einsamkeit zu spüren, wo früher so viele Möglichkeiten waren.

Während viele Menschen die Zeit für Bewegung nutzten, verfielen andere in Stillstand und Depression. Das Fernsehen war der einzige Kontakt zur Außenwelt, zurück in eine Zeit, die es schon lange nicht mehr gab. Im Rahmen eines Seniorenprojekts habe ich viele Einzelgespräche geführt. Die Wichtigkeit der Medien war danach für mich unumstritten.
Warum also nicht das Einfache mit dem Nützlichen verbinden? So kam mir die Idee zur Sendung „Fit Aktiv für Junggebliebene“. Es war eine dieser Türen im Leben, die sich ganz von selbst zu öffnen scheinen, weil es so sein soll.

Wie das Projekt von Seiten des ORF zustande kam, wie aus zwei Ideen eine wurde, wie Kultur und Sport sich gefunden haben und aus Fremden Freunde geworden sind, das lesen Sie auf den nächsten Seiten in einem Bericht von Doris Mersits, ORF Sport-Redaktion.

BACKSTAGE

VON DORIS MERSITS

Warum diese Sendung?

Die Pandemie war für alle ein einschneidendes Erlebnis. Das Leben vom Vollbetrieb plötzlich auf so gut wie null herunterzufahren, stellte die meisten vor große Herausforderungen. Vieles Selbstverständliche war nicht mehr möglich. Das galt auch für den Sport. Die vielen Turn- und Fitgruppen, die das Ziel haben, besonders Menschen in einem reiferen Alter fit und beweglich zu halten, wurden ausgesetzt. Ebenso die Reha- und Therapiestunden, die dringend nötig sind für die Linderung der vielen Wehwehchen, die mit dem Lauf der Zeit leider kommen. Ich selbst bin an beiden Schultern operiert, und als wäre das nicht genug, habe ich auch massive Probleme mit dem Ischias-Nerv und im klassischen Bandscheiben-Bereich LW vier und fünf.
Im Internet finden sich viele Vorturnerinnen für die junge, fitte, sportbewusste Generation, aber so gut wie nichts für ältere Semester mit altersbedingten Einschränkungen. Die Zeit war also reif für eine Sendung, die sich gezielt an dieses Publikum wendet.

Wer ist Heidi Sykora?

Es war eine gute Fügung, dass Heidi Sykora die Idee für eine solche Sendung einbrachte. Als studierte Sportwissenschaftlerin, staatlich geprüfte Heilmasseurin und ausgebildete Sportphysiotherapeutin weiß sie genau, wie Bewegungsabläufe aussehen müssen. Man merkt Heidi ihre Leidenschaft für Sport, Bewegung und Fitness an. Ihre Erkenntnisse und Erfahrungen in diesem Bereich gibt sie gerne weiter. Die gezielten und fundierten Einheiten helfen nicht nur Menschen im höheren Alter, beweglich zu bleiben, sondern sind auch für die Jüngeren ein gutes Programm, fit in das Alter zu gehen und damit auch drohenden Wehwehchen vorzubeugen bzw. die vorhandenen im Griff zu haben, um ein halbwegs schmerzfreies Leben führen zu können. Ich selbst betreibe viel Sport, doch seit ich Heidi kenne, hat sie mich mit ihrer täglichen Turneinheit angesteckt, und ich bin seitdem süchtig danach. Mein Ischias-Nerv und die verformten Bandscheiben hatten mich nicht schlafen lassen, eine Infiltration hatte leider auch nichts gebracht. Seit ich täglich in der Früh turne, merke ich, dass ich kraftvoller in den Tag gehe, und auch die Schlafqualität hat sich verbessert. Es ist nie zu spät oder zu früh, mit Sport und gezielter Bewegung zu beginnen.

Entstehung von „Fit Aktiv für Junggebliebene"

Seit Jahren turnt Heidi Sykora mit älteren Semestern, um sie fit und beweglich zu halten. Doch mit Beginn der Corona-Pandemie war dies plötzlich nicht mehr möglich. Besonders für diese Generation entfiel ein wichtiger Teil zum Erhalt ihrer Gesundheit und Fitness. Nach dem Schock folgte der Frust, und schlussendlich verloren viele die Motivation, sich überhaupt zu bewegen.

Eine Tatsache, die Heidi Sykora nicht entging, und damit war die Idee zur täglichen Turneinheit geboren. Der ORF Sport-Hauptabteilungsleiter Hans Peter Trost fand Gefallen an dieser Idee, und Ende Oktober 2020 wurde ich von Veronika Dragon-Berger, der Chefin von ORF Sport+, und Planungschef Robert Waleczka beauftragt, sie für das Fernsehen umzusetzen, und zwar so schnell wie möglich.

Ich hatte Heidi Sykora vorher nicht gekannt, aber wir waren uns sofort sympathisch, was wichtig ist bei der Umsetzung eines solchen Projektes. Am schwierigsten ist immer der Anfang: Wie genau soll es aussehen, wie können wir es realisieren, was genau braucht es dazu? Von Anfang an war das Konzept: Heidi turnt mit einer ehemaligen Sportlerin/einem ehemaligen Sportler und einer Mitturnerin/einem Mitturner. Doch wo sollte das sein? Die erste Idee, die mich nicht sonderlich begeisterte, war in einem Hotel, doch die Zeit war knapp – und es war Lockdown.

Es gelang mir, rasch ein kleines, sehr erfahrenes Team zusammenzustellen, bei dem ich wusste, dass die Chemie stimmte. Es bestand aus Martin Piro (Kamera), Walter Taraba (Ton), Verena Kratzer (Maske) und Cutterin Nathalie Stockert. „Mister Volleyball“ Peter Kleinmann, selbst ein großer Kämpfer für mehr Sport und Bewegung, war sofort begeistert von dem Konzept und erklärte sich bereit, in drei Folgen mitzuturnen. Eiskunstlauf-Europameisterin von 1956 und 1958 Ingrid Turković-Wendl war in der Folge 1 unser Premierengast.

Der Dreh zur ersten Staffel im November 2020 wird uns immer in Erinnerung bleiben, denn es ging so gut wie alles schief, was nur schiefgehen kann. Auf dem Weg ins Südburgenland hatte mein Dienstauto nach wenigen Kilometern einen Schaden. Autotausch war so schnell nicht möglich, erst nach über eineinhalb Stunden Verspätung konnte ich die Fahrt fortsetzen. Unterdessen hatte ich von Heidi und unserem Kameramann Martin Piro erfahren, dass im Hotel, anders als vereinbart, nichts für unseren Dreh vorbereitet war. Per Telefon überlegten wir fieberhaft, was wir tun könnten, und vor allem – wo sollte geturnt werden. In der Not entdeckten Heidi und Martin schließlich eine Wand zwischen einem Waschraum und dem Lift, die sich als Hintergrund eignete.

Der Dreh gestaltete sich äußerst schwierig und langwierig. Eine Turnsendung wie die unsere hatte es in dieser Form noch nie gegeben, weshalb alle Beteiligten ihr Bestes geben mussten. Aber Heidi, die vorher noch nie in dieser Form vor der Kamera gestanden und auch keinerlei Moderationstraining durchlaufen hatte, ließ sich durch die vielen Schwierigkeiten und Unterbrechungen nicht aus der Ruhe bringen. Auch die oft recht eigenständigen Übungen von Frau Turković-Wendl irritierten sie nicht, sondern sie bezog sie wie ein Profi in den Ablauf ein. Nachdem wir für die knapp 20 Minuten Sendung fast zwei Stunden gebraucht hatten, wäre ich am liebsten aufgestanden und weinen gegangen. Aber das war auch keine Lösung, denn wir hatten ja noch drei

weitere Folgen zu drehen! Und auch die waren voller Unterbrechungen. Das Hotel hatte zwar wegen des Lockdowns geschlossen, aber trotzdem ging ständig der Lift und machte Lärm. Als wäre das noch nicht genug, gab es durch einen Fehlalarm einen Feuerwehreinsatz. Mein großer Dank gilt an dieser Stelle Peter Kleinmann, der die Situation humorvoll nahm und uns geduldig und mit viel Optimismus unterstützte.
Nach diesen Erfahrungen wollte ich nicht noch einmal in einem Hotel drehen. Da ich neben meiner Liebe zum Sport auch ein Faible für Kultur habe, dachte ich mir, warum nicht beides verbinden? Die Pandemie erreichte gerade einen Höhepunkt, und ein Ende war nicht absehbar. Während zu jener Zeit der Profisport mit strengen Auflagen wieder stattfinden konnte, mussten Theater und Museen weiterhin geschlossen bleiben. Eine schwierige Zeit für alle, besonders für die Künstlerinnen und Künstler.
Von da an lautete das Konzept: an außergewöhnlichen Orten, wie Theatern, Museen oder Sehenswürdigkeiten, zu drehen und neben bekannten ehemaligen Sportlerinnen und Sportlern auch die ein oder andere Persönlichkeit aus Kunst und Kultur zum Mitturnen zu gewinnen. Bewegung und Fitness ist schließlich nicht nur Sportlerinnen und Sportlern vorbehalten.
Das stieß sofort auf große Zustimmung und Begeisterung. Obwohl die Sendung noch gänzlich unbekannt war.

Die Hunde Funny und Piccolo

Dass die Hunde in der Sendung auch eine Rolle spielen, war zuerst überhaupt nicht geplant, sondern entstand aus einer Notsituation heraus. Sie gehören mir und sind zwei Gerettete. Funny ist wahrscheinlich ein Dackel/Jack Russel-Mix. Ich habe sie 2016 aus einem slowakischen Tierheim geholt, nachdem sie zuvor halb verhungert aus schlechten Roma-Verhältnissen gerettet worden ist. Piccolo ist ein Terrier-Mix. Er wurde in Ungarn auf der Straße aufgelesen. Anfang Mai 2020 kam er mit dem ersten möglichen Transport nach dem ersten Lockdown nach Österreich. Er war damals ein zitterndes Häufchen Elend.
Ein Drehtag dauert immer sehr lang, meist über 12 Stunden, denn wir produzieren an einem Tag vier bis sechs Folgen. Ausgerechnet für den ersten Drehtag hatte ich niemanden, der sich während meiner Abwesenheit um meine Hunde kümmerte, und so beschloss ich, sie zum Dreh mitzunehmen. So kam ich auf die Idee, dass am Ende der Sendung die Mitturnerinnen und Mitturner mit den Hunden spazieren gehen sollen, um die Menschen zur weiteren Bewegung in der Natur zu animieren.
Bei den ersten zwei Folgen lagen die Hunde brav neben mir hinter der Kamera. Peter Kleinmann, leidenschaftlicher Hundeliebhaber und selbst Hundebesitzer war von den beiden nicht wegzubekommen. Er hatte die Idee, dass sie während der Sendung im Hintergrund liegen sollten. Wir probierten es, und es klappte wunderbar. Jetzt

sind sie ein fixer Bestandteil dieser Sendung und dürfen, wenn ihnen nicht mehr nach Liegen und Schlafen ist, sondern nach Bewegung, diese auch machen. Mittlerweile bekommen wir neben Fanpost auch Beschwerden, wenn in einzelnen Folgen die Hunde nicht vorkommen.

Von der Planung bis zum Drehtag

Wir überlegen immer ein bis drei Monate im Voraus, wo wir drehen können, und versuchen nach Möglichkeit, die Drehorte jahreszeitlich und idealerweise auch thematisch anzupassen. Für die Sommerfolgen zum Beispiel waren 2021 der Neusiedler See und 2022 der Lunzer See die Schauplätze. Das Landesskimuseum Werfenweng hat uns bei unseren Winterfolgen sehr unterstützt, und Extra-Folgen für die Fußball-EM 2021 wurden im Rapid-Stadion gedreht.

Bevor wir an einem Schauplatz drehen, machen mein Kameramann Martin Piro und ich eine Begehung. Das heißt, wir sehen uns im Vorfeld genau an, wo können wir drehen, haben wir genug Platz zum Turnen, wie sieht es mit den Lichtverhältnissen aus, darf im Museum zum Beispiel vor diversen Gemälden geturnt werden, dürfen die Hunde mit, gibt es einen Platz für die Maske, wo können wir parken, schließlich haben wir viel Equipment. Dann treten wir mit unseren Promis in Kontakt. Ein Zeitplan wird erstellt, und wir versuchen diesen nach der zeitlichen Verfügbarkeit unserer Mitturnerinnen und Mitturner zu gestalten.

Der Drehtag beginnt meist um 8.00 Uhr am Drehort mit dem Aufbau der Kameras und dem Setting. Als Erste geht Heidi in die Maske, dann der oder die zweite Mitturnende. Gegen 9.00 Uhr kommt der erste Promi. Nachdem dieser oder diese fertig geschminkt und umgezogen ist, bespricht Heidi die Übungen durch. Der Dreh der ersten zwei Folgen beginnt meist kurz vor 10.00 Uhr und dauert ungefähr zwei Stunden, je nachdem wie lange die Unterbrechung zwischen den Folgen ist, wenn wir den Raum wechseln. Drehen wir jede Folge in einem anderen Raum, müssen die Kameras und das Setting abgebaut und wieder neu aufgebaut werden. Während die ersten zwei Folgen gedreht werden, kommt meist die nächste ehemalige Sportlegende, die auch gerne beim Dreh zusieht und sich freut, im Anschluss mit ihren ehemaligen Sportkolleginnen und -kollegen plaudern zu können. An einem Drehtag werden vier bis sechs Folgen produziert. In der Regel beenden wir den Dreh vor Ort meist gegen 18.00 Uhr, und dann heißt es noch zusammenpacken. Bemerkenswert ist, dass wir bei all unseren Drehs noch nie einen Corona-Ausfall, weder in unseren Teams noch untern den Mitwirkenden gehabt haben. Die ganze Crew und auch unsere Mitturnerinnen und Mitturner sind immer aktuell getestet.

An dieser Stelle möchte ich mich recht herzlich bei meinem unermüdlichen Team mit Kameramann Martin Piro, Ton Walter Taraba, Maske Verena Kratzer und Schnitt Nathalie Stockert bedanken, die großartige Arbeit leisten und auch

bei langen und anstrengenden Arbeitstagen weder die Freude noch den Humor verlieren.
Für die tolle Musik zeigt sich Johannes Arnold Ratheiser verantwortlich. Vor einem Dreh informiere ich ihn, dass ich Musik für den See oder Winter oder die Fußballfolgen brauche, und er komponiert sie extra für uns.

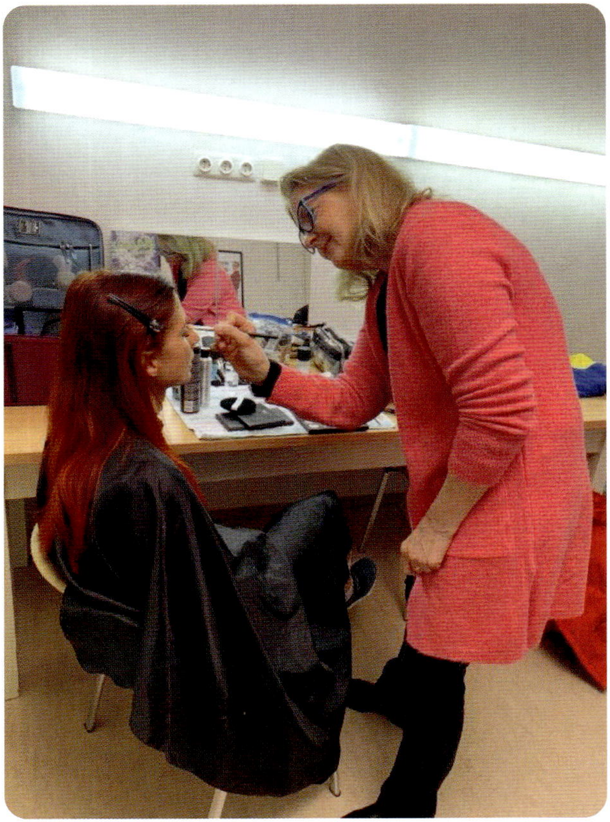

Heidi wird von Verena Kratzer geschminkt. Foto Doris Mersits

Drehorte und Mitturnende

Staffel 1: Hotel im Burgenland

Unsere ersten vier Pilotfolgen wurden, wie schon erwähnt, in einem Hotel im Südburgenland gedreht. „Mister Volleyballl" Peter Kleinmann und Eiskunstlauf-Europameisterin von 1956 und 1958 Ingrid Turković-Wendl waren unsere Premierengäste. Isil und Erich Danneberg haben bei diesem turbulenten Dreh nicht nur aktiv mitgeturnt, sondern uns auch beim Aufbau und wo immer es nötig war geholfen.

Staffel 2: Stadttheater Berndorf in Niederösterreich

Das wunderschöne Stadttheater Berndorf in Niederösterreich ist 1897/98 als Kaiser-Franz-Joseph-Theater erbaut worden. Der Industrielle Arthur Krupp ließ es anlässlich der 50-jährigen Regentschaft von Kaiser Franz Joseph errichten, und es sollte damals der Krupp'schen Belegschaft zur Unterhaltung und Bildung dienen.
Im Jänner 2021 bildete das Theater die Kulisse für „Fit Aktiv für Junggebliebene". Folgende ehemaligen Wintersportlerinnen und Wintersportler haben begeistert mitgeturnt: die Olympiasiegerin von 1972, zweifache Welt- und Europameisterin im Eiskunstlauf Trixi Schuba, die Eiskunstlauf-Europameisterin von 1982 Claudia Kristofics-Binder, der zweifache Weltcupsieger, Olympiasilber über 10.000 m und Bronze über

1.500 m im Eisschnelllauf, Michael Hadschieff. Er ist für uns extra aus Tirol angereist.
Dass er auch bei Turnübungen sicher auf den Brettern, die die Welt bedeuten, stehen kann, hat Christoph Fälbl bewiesen. Der Schauspieler und Kabarettist schlüpfte diesmal in die Rolle des Turners und übte sie mit viel Leidenschaft und Humor aus. Bei den sechs Folgen haben uns noch einmal Isil und Erich Danneberg beim Mitturnen unterstützt.

Staffel 3: Stift Seitenstetten in Niederösterreich

Eine besondere Ehre war für uns der Dreh im Stift Seitenstetten im Mostviertel. Die Benediktiner waren sofort aufgeschlossen dafür, dass wir in ihren altehrwürdigen Gemäuern turnen. In der wunderschönen Stiftsbibliothek gab sich Abt Petrus Pilsinger für zwei Folgen persönlich die Ehre, um neben Turneinheiten auch einige interessante Geschichten über das Stift und die Bibliothek zu erzählen.
Gedreht wurde im Februar 2021. Es war ein kalter Wintertag, und im Stift werden nur die notwendigen Räume geheizt. Während sich die Aktiven warmturnen konnten, froren das Kamerateam und ich mit dicker Winterjacke, Haube und Handschuhen hinter der Kamera. Auch den Hunden war zu kalt, sie kuschelten sich in den Pausen in ihre Decken.
Volles Engagement bei den Übungen zeigte auch die ehemalige Rallyefahrerin Gabi Husar. Sie ist bis heute die einzige Pilotin Österreichs, die einen nationalen Meisterschaftslauf gewann.
Dass er sich bei Heidis speziellen Übungen auch leichtfüßig bewegen kann, zeigte der ehemalige Paradefechter Benny Wendt. Er hat von 1984 bis 2000 fünfmal en suite an Olympischen Spielen teilgenommen.
Joe Lettner und Elisabeth Kuhn turnten bei uns mit und halfen, wo immer es nötig war.

Staffel 4: Südbahnhotel in Niederösterreich

Das legendäre Südbahnhotel in Niederösterreich hat im März 2021 seine Türen für uns geöffnet. Das ehemalige Grand Hotel war das erste Hotel am Semmering in der Belle Epoque und trug maßgeblich zu dessen Aufstieg als Luftkurort bei. Heute steht es leer, wird aber renoviert und dient ganzjährig als Kulturstätte.
Vom Flair des Fin-de-Siècle-Baus beeindruckt war Franz Wittmann sen., der erfolgreichste österreichische Rallyefahrer. Seine Bilanz kann sich sehen lassen: 11-mal österreichischer Staatsmeister, 79 Siege, davon 32 in der Europameisterschaft und einen in der Weltmeisterschaft, und zehnfacher Triumph bei der Jänner-Rallye.
Dass „Fit Aktiv"-Übungen bestens für Menschen geeignet sind, die schon massive Einschränkungen von Extremitäten haben, konnte der ehemalige Skirennläufer Anton „Jimmy" Steiner sehr gut unter Beweis stellen. Mit Bronze in der Ab-

fahrt errang Jimmy Steiner die einzige Medaille bei den Olympischen Winterspielen 1984 in Sarajevo, damals noch Jugoslawien, für Österreich.
Ebenfalls eine olympische Bronzemedaille hat Eva Janko, die Mutter des ehemaligen Fußball-Nationalspielers Marc Janko. 1968 in Mexiko-Stadt ist ihr dies im Speerwurf gelungen. Die 14-fache österreichische Staatsmeisterin war vor allem begeistert von den Beckenbodenübungen, die mit fortschreitendem Alter immer wichtiger werden.
Hannes Pratscher und Elisabeth Hagenauer haben uns bei den Turnübungen unterstützt.

Staffel 5: Kunstmuseum Albertina in Wien

Die herrschaftlichen Prunkräume des Kunstmuseums Albertina in Wien dienten als Rahmen für die fünfte Staffel. Da wieder Lockdown war, konnten wir, ohne den Museumsbetrieb zu stören, unsere neuen Folgen drehen. Schauspieler, Sänger, Moderator und Generalintendant für Musiktheater-Festivals des Burgenlandes Alfons Haider hatte besonders viel Spaß mit den Mitturnenden Funny und Piccolo. Ich musste aufpassen, dass er sie nicht mitnahm.
Dass gezielte Übungen auch nach der sportlichen Karriere wichtig sind, ist auch der Kraulspezialistin und ehemaligen 68-fachen Staatsmeisterin im Schwimmen Judith Draxler ein Anliegen. Die dreifache Teilnehmerin bei Olympischen Spielen ist jetzt als Sport- und Gesundheitspsychologin tätig und weiß um die Wichtigkeit der Bewegung.
In Prunkräumen hat Gabor Oberegger bisher nur getanzt, für „Fit Aktiv“ turnte der ehemalige Balletttänzer der Wiener Staatsoper erstmals auch. Obwohl er durch das Balletttanzen noch immer gut trainiert ist, sind diese Übungen ein wichtiger sportlicher Ausgleich für ihn. Das Turnen in einem der bedeutendsten Museen Österreichs machte auch Elisabeth Kuhn und Daniel Gruber Spaß.

Staffel 6: Schlosshotel Dürnstein in Niederösterreich

Ende April 2021 herrschte noch immer Lockdown. Die Familie Thiery war bereit, für „Fit Aktiv“ ihr elegantes Schlosshotel Dürnstein in der wunderschönen Wachau zur Verfügung zu stellen. Der ehemalige Weltmeister im Punktefahren und fünffache Olympiateilnehmer Franz Stocher befolgte nicht nur Heidis Fitness-Übungen, sondern erklärte auch, wie man sich am besten für die Radsaison rüstet.
Österreichs erster Weltmeister im Radsport ist Roland Königshofer. 1989 konnte er den ersten von insgesamt drei Weltmeistertiteln der Steher (hinter schweren Motorrädern) holen. Insgesamt hat er 10 WM-Medaillen dieser Disziplin in seiner Sammlung. Heute ist ihm neben der Fitness besonders die Sicherheit beim Radfahren ein Anliegen. Nützliche Tipps dazu hat er in einer seiner Folgen gegeben.
Dass auch Künstler Bewegung brauchen und machen, zeigen der Schauspieler und Kabaret-

tist Adi Hirschal und seine Schauspielkollegin Pia Baresch im Doppelpack. Besonders wohlgefühlt hat sich Adi Hirschal bei den Turnübungen im Weinkeller. Die weiteren Turnunterstützenden waren Norbert Hammer und Elisabeth Hagenauer.

Staffel 7: Allianz-Stadion/Rapid in Wien

Für die Zeit der Herrenfußball-Europameisterschaft im Juni 2021 wollten wir speziell Folgen aus einem Fußball-Stadion drehen. Rapid Wien war bereit, uns dafür ihr Stadion zur Verfügung zu stellen. Am Tag der Begehung, ein Apriltag, gab es einen Kälteeinbruch, und ich kam in meinem Wintermantel. Am Ende der Begehung wurde gebeten, beim „Fit Aktiv"-Dreh nichts Violettes anzuziehen. Fußball-Kenner wissen natürlich um die Rivalität der beiden großen Wien-Klubs, Grün-Weiß = Rapid gegen Violett = Austria. Ich beteuerte, den Dreh vor Augen, das sei ja selbstverständlich. Immerhin hatten wir genug grünes und andersfarbiges Turngewand. Darauf folgte ein pikierter Hinweis auf meinen violetten Wintermantel. An diesen Fauxpas werde ich mich ewig erinnern.
Der Drehtag selbst folgte einen Monat später bei strahlendem Sonnenschein. Gerald „Gerry" Willfurth war viermal österreichischer Meister und zweimal Cup-Sieger mit Rapid. Sport und Bewegung ist auch für ihn noch immer wichtig.
Fast alle Sportgrößen der letzten Jahrzehnte, und besonders die vom Fußball, hat Hans Huber als Sportreporter, Kommentator und zuletzt als Hauptabteilungsleiter des ORF Sport begleitet. Dass er sich durch regelmäßige Bewegung und Sport fit hält, kann man bei seinen Folgen sehen. Der ehemalige Nationalspieler Michael Hatz hat es 1996 mit Rapid bis in das Finale des Europacups der Cupsieger geschafft und war später Legionär in Italien. Dass man auch nach der Fußballkarriere topfit sein kann, stellt er bei den zwei „Fit Aktiv"-Folgen unter Beweis. Die Stimme Rapids, Andreas „Andy" Marek, zeigt, dass es besonders nach gesundheitlichen Problemen wichtig ist, Bewegung und entsprechende Übungen zu machen.
Rene Gutdeutsch turnt jeden Morgen begeistert mit, obwohl er aufgrund einer körperlichen Behinderung, eine Unterschenkelprothese trägt. Er hat bei uns angefragt, ob er auch mal live dabei sein darf. Als Rapid-Fan haben wir ihm gerne seinen Herzenswunsch erfüllt und zugleich aufgezeigt, dass Menschen mit körperlicher Beeinträchtigung genauso Fitnessübungen betreiben können.
Auch Elisabeth Kuhn und Daniel Gruber betätigten sich sportlich, den heiligen Rasen durften wir allerdings nicht betreten, das galt auch für die Hunde.

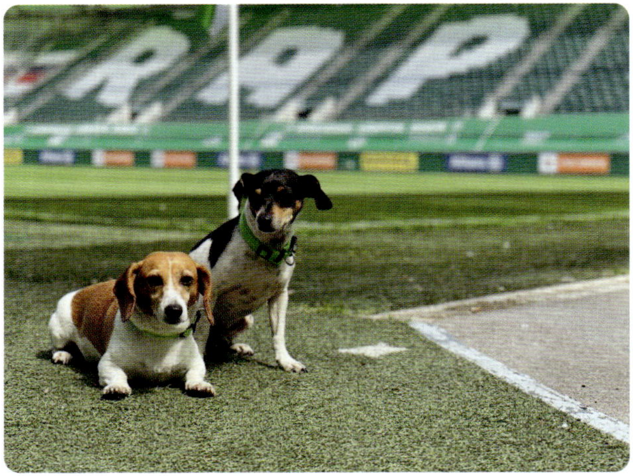

Funny und Piccolo im Stadion.
Foto Doris Mersits

Staffel 8: Mörbisch am Neusiedler See im Burgenland

Für die Sommerfolgen fuhren wir ans Meer der Wiener, den Neusiedler See im Burgenland. Es war ein „heißer" Dreh bei Temperaturen jenseits der 30 Grad. Eine Gegend, in der sich der ehemalige erfolgreiche Segler in der Disziplin Tornado Wolfgang Moser wohlfühlt und auch am Steg konzentriert mit Heidi turnt.
Wer von der Generation 40+ kennt nicht Udo Huber, den ORF Radiomoderator. „Mister Hitparade" ist selbst noch aktiver Wettkampfschwimmer bei den Senioren, lebt am Neusiedler See und war sofort bereit, an „seinem" See mit uns zu turnen. Bei der Hitze wäre die ehemalige Synchronschwimmerin Alexandra Worisch gerne wieder untergetaucht, aber die Olympiateilnehmerin von 1984 hielt sich tapfer über Wasser, denn als diplomierte Physiotherapeutin ist auch ihr die gezielte Bewegung wichtig.
Mitgeschwitzt haben Werner Opat, Elisabeth Hagenauer, Cornelia Heigl mit ihrer Tochter Anika .

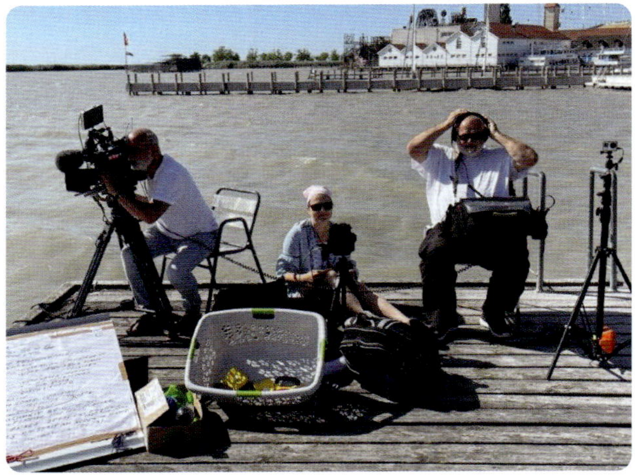

Von links: Kamera Marin Piro, Redakteurin Doris Mersits, Ton Walter Tarba. Foto Doris Mersits

Staffel 9: Villa Brauer in Wien

Für die neunte Staffel wurde es fantastisch. Die wunderbare Künstlerin Timna Brauer erlaubte uns, in der Villa ihres verstorbenen Vaters Arik Brauer drehen zu dürfen. Es war für uns alle ein besonderes Erlebnis, zwischen den Gemälden und Skulpturen des genialen Malers des Phantastischen Realismus und Sängers unsere Turneinheiten abhalten zu können. Timna Brauer

war nicht nur Gastgeberin, sondern auch aktive Mitturnerin, die zeigte, dass Künstlerinnen auch sehr beweglich sein können.
Das Urgestein des österreichischen Beachvolleyballs, Oliver Stamm, war bei den Übungen im Garten in seinem Element. Paralympics-Schwimmer und ORF-Moderator Andreas Onea erzählte zwischen den Übungen, wie er nach Paralympics-Bronze von Rio 2016 noch einmal eine Medaille holen möchte.
Adi Tazreiter und Rudi Mrak waren sowohl von den Übungen als auch vom Kunst-Flair der Arik-Brauer-Villa begeistert.

Staffel 10: Schloss Viehofen in Niederösterreich

Das verfallene Schloss im St. Pöltener Stadtteil Viehofen ist 2003 von der Familie Figl komplett renoviert worden und dient seither als Eventlocation. Im Herbst 2021 durften wir zu Gast sein. Schlossherrin Sabine Figl war selbst aktive Mitturnerin.
Nicht weit weg von St. Pölten, in Lilienfeld, ist der ehemalige Fußballer Anton „Toni" Pfeffer aufgewachsen, deshalb hat er es sich nicht nehmen lassen, bei unserer Sendung mitzumachen. Die Menschen zur Bewegung zu motivieren hat auch der ehemaligen österreichischen Skirennläuferin Elfi Deufl-Danner Spaß gemacht. Der deutsche Schauspieler, Musicaldarsteller und Theaterregisseur Alexander Goebel hat zur Bewegungsmotivation eine ganze Line-Dance-Gruppe, die Lucky Liners, mitgenommen.
Hubert Spreitzer und Elisabeth Hagenauer haben unsere Turngruppe komplementiert.

Staffel 11: Ronacher und Marionettentheater Schönbrunn in Wien

Die deutschsprachige Uraufführung des Musicals Cats fand 1981 in Wien statt und gilt heute noch als eines der populärsten Musicals Österreichs. 2019 kehrte es nach Wien zurück, musste aber pandemiebedingt immer wieder ausgesetzt werden. Als Cats-Fan der allerersten Stunde war ich sehr glücklich, dass die zwei Cats-Darsteller Felix Martin und Birgit Arquin bei unserem Dreh im Ronacher die Rollen von Katze und Kater gegen Mitturnerin und Mitturner tauschten. Auch ihnen ist es wichtig, ausgleichende Übungen zu ihrer Bühnentätigkeit zu machen.
Im Schloss Schönbrunn gibt es das bezaubernde Marionettentheater. Dort hat die Moderatorin des ORF-Konsumentenmagazins „konkret" Onka Takats gezeigt, wie fit sie ist und wie wichtig Sport in ihrem Leben ist. Meine Kollegin Gabi Hassler vom Landesstudio Wien ist ein großer Fan unserer Sendung und turnt fast jeden Morgen mit. Diesmal auch vor der Kamera, ebenso wie Daniel Gruber.

Staffel 12: Skimuseum Werfenweng in Salzburg

Für den Winter war uns klar, wir müssen in den Westen, wo der Wintersport zu Hause ist. Hans Müller, der Leiter des Landes-Skimuseums in Werfenweng im Pongau, war begeistert von dieser Idee und unterstützte uns großartig. Die Skilegenden haben sich die Türe in die Hand gegeben. Dem Weltmeister in der Abfahrt von 1974 David Zwilling war unsere Sendung Ansporn, sich aus seiner Pandemiefalle Motivationslosigkeit zu befreien.
Für Hans Enn, Olympiabronze 1980 im Riesenslalom in Lake Placid, ist Sport noch immer sehr wichtig, und er fördert ihn, wo es nur geht. Er selbst bietet Aktiv-Tage an, denn er weiß um die Bedeutung des Sports in gereifterem Alter. Die Sendung „Fit Aktiv für Junggebliebene" hält er für enorm wichtig, und es war ihm ein Anliegen, uns zu unterstützen.
Der ehemalige Abfahrtsspezialist und zweifache österreichische Meister, Ernst Winkler hat sich ganz besonders über die Rückenübungen gefreut, die wir mit ihm machten. Dass die Skilegende Annemarie Moser-Pröll außergewöhnlich ist, hat sie auch bei unseren Turneinheiten bewiesen. Die fünffache Weltmeisterin und Olympiasiegerin von Lake Placid 1980 in der Abfahrt hat sich März 2021 bei einem Sturz beim Tiefschneefahren einen Bruch des Schienbeinkopfes zugezogen. Im November 2021 waren unsere Übungen kein Problem für sie. Da sie selbst eine große Hundeliebhaberin ist, nahm sie manchmal Piccolo als Turnpartner. Die mehrfache Paralympic-Siegerin Danja Haslacher hat eindrucksvoll gezeigt, wie man mit einem Bein Balance hält.
Auch der Salzburger ÖSV-Präsident Bartl Gensbichler hat es sich nicht nehmen lassen, trotz seiner Knieprobleme für zwei Folgen seine Fitness zu forcieren. Ebenso begeistert haben bereits Ricky Knoll, Klaus Jägerndorfer, Anita Redtenbacher-Christian und unsere Maske Verena Kratzer mitgeturnt. Und Hans Müller, der zwischen den Übungen interessante Geschichten aus dem Skimuseum zu erzählen wusste.

Staffel 13: Haus des Meeres in Wien

Das Haus des Meeres ist neben dem Tiergarten Schönbrunn und dem Lainzer Tiergarten einer der drei Wiener Zoos und besteht hauptsächlich aus Meeresaquarien und Terrarien. Zwischen Haien, Quallen und Schlangen zu turnen war etwas Besonderes und bildete einen schönen Rahmen für die ehemalige Rekord-Brustschwimmerin Ulrike Dittrich-Bauer und den ehemaligen ORF-Moderator Erich Götzinger.
Wieder mit dabei Gabi Hassler und Adi Tazreiter.

Staffel 14: Burg Plankenstein in Niederösterreich

Turnen in einer 800 Jahre alten Burg, das war unser nächstes Motto. Für „Fit Aktiv" hat Burg Plankenstein in Texing die mächtigen Tore geöffnet. Der ehemalige Fechteuropameister von 1992 Michael Ludwig hat sich, trotz der für ihn anstrengenden Übungen, zwischen den Ritterrüstungen wohlgefühlt, ebenso wie Gerda Winklbauer. Sie war, mit vier Europameistertiteln, eine der erfolgreichsten Judoka der Welt. Hans Haslinger, Barbara Stachl und die Marketingchefin von Burg Plankenstein Barbara Schätzschock turnten mit. Funny und Piccolo machten es sich in der Schlosskapelle gemütlich.

Staffel 15: Fuchs-Villa in Wien

Anni Fuchs, die Geschäftsführerin, ermöglichte es uns, in der Villa ihres verstorbenen Schwiegervaters unsere Fitnessmatten auszulegen. Die Jugendstil-Villa, die ursprünglich nach den Plänen von Otto Wagner errichtet wurde, ist heute ein Museum des genialen Malers und Mitbegründers der Wiener Schule des Phantastischen Realismus. Anni Fuchs betätigte sich selbst sportlich und verriet uns das ein oder andere interessante Detail über die Bilder von Ernst Fuchs. Auch die zweifache Olympiasiegerin und zweifache Weltmeisterin in Abfahrt und Super-G Michaela Dorfmeister, fand es fantastisch, zwischen den Gemälden zu turnen. Interessante Geschichten von seinen Reiseabenteuern erzählte der Schauspieler, Regisseur und Reise-Autor Michael Schottenberg zwischen den Turneinheiten. Dass sich zwischen Kunstwerken leichter turnen lässt, bewiesen auch Karl Ichta, Caroline Gass und Elisabeth Hagenauer.

Staffel 16: Lunz am See in Niederösterreich

Der Drehort für die Sommerfolgen 2022 war das schöne Lunz am See im Bezirk Scheibbs in Niederösterreich. Für eine Folge ging es ab in den Wald, und zwar in einen projizierten Wald, das Haus der Wildnis. Nachdem Ulrike Dittrich-Bauer begeistert vom Dreh im Haus des Meeres war, machte sie diesmal mit ihrem Mann Kurt Dittrich mit. Er hat, wie seine Frau Ulrike, Maßstäbe im österreichischen Schwimmsport gesetzt und 1980 bei den Olympischen Spielen in Moskau am Bewerb über 100 Meter Schmetterling teilgenommen. Nach einer Knieoperation Anfang des Jahres zeigt er, wie wichtig regelmäßige Bewegung ist.
Ausgleichende Übungen sind für den vierfachen Weltmeister im Rudern im Leichtgewichts-Doppelzweier Christoph Schmölzer besonders nach seiner aktiven Sportkarriere wichtig. Da er jetzt als Zahnarzt tätig ist, weiß er um die schädliche gebückte Haltung und findet es besonders wichtig, sie auszugleichen.
In dieser herrlichen Umgebung zu turnen haben sich Ferdinand Hochauer, Gerhard Bachler,

Anika Heigl und Gerti Leichtfried nicht entgehen lassen.

An dieser Stelle möchte ich mich bei allen bedanken, die uns in diesen nicht einfachen Pandemie-Zeiten unterstützt haben und unterstützen. Und die wie wir finden, dass Sport keine Frage des Alters ist. Wir freuen uns auf weitere interessante Schauplätze und viele motivierte Persönlichkeiten, die uns auch in Zukunft helfen, Menschen zu regelmäßiger Bewegung zu animieren.

Was mir in Erinnerung bleiben wird, und wofür ich mich bedanken möchte

Wenn ich darüber nachdenke, was mir von über 100 Folgen „Fit Aktiv " in Erinnerung geblieben ist, dann sollte ich zuerst erklären, wie ich überhaupt auf dieses Sendungskonzept gekommen bin:

Als Kind wollte ich eislaufen können wie Claudia Kristofics-Binder, ich zitterte vor dem Fernseher mit Michael Hadschieff in Calgary, und Anita Wachter war nicht nur auf der Skipiste mein großes Idol. Ich bin in einer sportbegeisterten Familie groß geworden, glühend heiße Sommernachmittage mit Tennisübertragungen aus Wimbledon und der unvergessene 3. WM-Titel von Niki Lauda sind mir ebenso in Erinnerung geblieben wie die Schultage, an denen wir statt dem Musikunterricht Franz Klammer siegen sahen.

Österreich hat zeitweise ca. 9 Millionen Fußballtrainer, und im Ausland gelten wir als die dirndltragende Skination.

Es war nicht nur der Sport, der mich begeisterte, mich faszinierten vor allem die Persönlichkeiten dahinter, die Emotion, die Freue eines ganzen Landes.

Erfolge im Sport motivieren eine Nation und bewegen Menschen, aber es sind Momentaufnahmen. Oft habe ich mich gefragt, was wohl aus den Idolen meiner Kindheit geworden ist? Hin und wieder taucht ein Gesicht im Fernsehen auf – oder auch im Hintergrund bei einer Siegereh-

rung. Denn mitunter sind schon die Kinder am Zug – der Apfel fällt nicht weit vom Stamm.
So mancher Sportler war auch in seiner zweiten Karriere erfolgreich, ein Beweis für die „Lebensschule Leistungssport“.

Die Persönlichkeit der Profis hat mich immer interessiert. Ich wollte wissen, wie sie Erfolgsmomente durchlebt haben, mit Niederlagen und Verletzungen umgegangen sind, und wie ihr späteres Leben verlaufen ist. Es gibt so viele Erlebnisse und Geschichten hinter großen Erfolgen, die nie erzählt wurden. All das schien mir ein optimaler Rahmen für die Sendung zu sein. Bewegungspausen müssen sein, sie sind dann sinnvoll genützt, wenn man Unterhaltsames erfährt.

Wenn ich ehrlich bin, so ist der persönliche Kontakt zu den Sportlerlegenden und die damit zusammenhängenden Erlebnisse wohl das, was mich am meisten beeindruckt und fordert, weil ich weder Moderatorin noch Schauspielerin bin.

Die erste Staffel war, wie bereits von Frau Mersits beschrieben, ein Lernprozess für uns alle, in dem wir als Team zusammenwuchsen. Bis heute verbindet mich mit unserem ersten Promi, Peter Kleinmann, eine Herzensfreundschaft.

Die zweite Staffel aus dem Stadttheater Berndorf war ein Heimspiel für mich, denn ich bin in dieser Stadt aufgewachsen und lebe zum Teil immer noch dort. Passend zum Winter, stand ich mit meinen Idolen Claudia Kristofics-Binder und Michael Hadschieff auf der Bühne. Trixi Schuba machte das „Winterkleeblatt“ komplett. Wir drehten sieben Folgen an einem Tag, und ich übertreibe nicht, wenn ich sage, dass ich am nächsten Tag den Muskelkater meines Lebens hatte. Wir haben im Scheinwerferlicht des Theaters so geschwitzt, dass die Akkus der Mikrofone ihren Geist aufgaben. Seither werden sie zusätzlich in Plastik verpackt.
Generell verliefen die Dreharbeiten immer irgendwie extrem oder außergewöhnlich. Im historischen Klostergemäuer Seitenstettens war es so kalt, dass wir das Intro zweimal drehen mussten, weil meine Zähne so laut klapperten. Zum „Aufwärmen“ mussten wir, mitten im Februar, die Fenster öffnen! Abt Petrus, der Hausherr, sorgte mit seiner weltnahen Art dafür, dass wir uns trotzdem wohlfühlten. Seither weiß ich auch, dass die Soutane eines Priesters fast so praktisch ist wie meine Arbeitskleidung. Darunter trägt man Jogginghose und Schlapfen ...

Ein weiterer Kältepol war das Südbahnhotel am Semmering, für mich ein ganz besonderer Ort, denn man wechselt beim Eintritt sozusagen die Zeitzone. Irgendwie fühlte ich mich wie ein Kurgast um die Jahrhundertwende. Es hätte mich nicht gewundert, wenn plötzlich Arthur Schnitzler auf uns zugekommen wäre. Ein wunderschönes, leicht verfallenes Hotel im Dornröschenschlaf.

„Jammere nicht, denk an das Südbahnhotel!", wies mich deshalb unser Tontechniker Walter während der Dreharbeiten in Mörbisch zurecht. Am Steg war es in der Mittagshitze gefühlte 50 Grad heiß, die Hunde hatten bereits die Flucht in den Schatten angetreten, wo auch der Rest des Teams stand. Mit mir schwitzten die ehemalige Synchronschwimmerin Alexandra Worisch und meine Freundin Lilly Hagenauer. Die Hobbysportler, die das Team neben den Profis komplett machen, sind größtenteils Freunde von mir. Ich bin immer gern zur Schule gegangen, und es war mir eine große Ehre, nach sehr vielen Jahren meine ehemaligen Turnlehrer vor die Kamera holen zu können. Ohne deren engagierten Unterricht, hätte ich mich wohl niemals für ein Sportstudium entschieden. Nach und nach haben wir dann auch vereinzelte Anfragen von treuen Fans der Sendung erhalten. Manchmal tut es mir leid, dass auf Sendung zu wenig Zeit bleibt, auf die teilweise sehr bewegenden Lebensgeschichten meiner Mitturner einzugehen, aber die Bewegung geht einfach vor.

Bei meinen prominenten Gästen war alles dabei, von „extrem durchtrainiert" wie Hans Enn bis zu David Zwilling, der die Sendung zum Anlass nahm, um wieder mit dem Training zu beginnen. „Heidi, i bin stocksteif," sagte er mir bei unserem ersten Telefonat und ließ sich dann trotzdem überreden, mitzumachen. Er erzählte mir, dass er nach dem Karriereende die gesamte Energie in sein Unternehmen gesteckt hatte und einfach nicht mehr trainieren wollte. Das habe ich übrigens auch von vielen anderen gehört, und ich kann es durchaus nachvollziehen. Die Dreharbeiten im Skimuseum Werfen Weng waren nicht zuletzt wegen der Persönlichkeit des dortigen Obmanns Hans Müller ganz besonders entspannt. Für mich ist er die personifizierte Skigeschichte, auf „du und du" mit all unseren Legenden, ein stets interessierter und wertschätzender Mensch. Ihm verdanken wir die Sendungsteilnahme von Annemarie Moser-Pröll, die mich vor allem durch ihre Bescheidenheit und Konsequenz beeindruckte. Ein halbes Jahr nach einer schweren Unterschenkelfraktur turnte sie sich mühelos durch die Sendung. Im Rahmen dieser Folgen durfte ich mein erstes Autogramm auf einem Original „Heidi Schi" aus dem Kinofilm geben.

Übrigens freut es mich immer, wenn ich auf die Sendung angesprochen werde. Ein ehrliches Feedback ist sehr viel wert, und es ist schön zu erfahren, wie meine Bewegungsbotschaft ankommt. Für mich ist es ein Privileg, täglicher Gast und Fixpunkt bei so vielen Familien sein zu dürfen.

Auch einige Schauspieler haben mit mir geturnt, was wiederum mich ins Schwitzen brachte. Von Alfons Haider wurde ich vor laufender Kamera über mein musikalisches Wissen geprüft. Es ist oft gar nicht so leicht für mich, zwischen Unterhaltung und Turnen hin- und herzuwechseln. Christoph Fälbl zeigte sich im Stadttheater Berndorf bauchfrei und erzählte von seinen Erfahrungen im Kampfsport. Adi Hirschal hingegen legte sich im Weinkeller des Schlosshotels Dürnstein freiwillig mit uns auf den Boden, um seine Bauchmuskulatur zu trainieren. Im Zuge dieser Dreharbeiten traf ich auch meine ehemalige Klassenkollegin und spätere Mitbewohnerin, die Schauspielerin Pia Baresch, wieder. Über das Aufleben unserer Freundschaft freue ich mich ganz besonders.

Zu Gast in der Brauervilla, lernte ich eine anmutige, bildhübsche Timna Brauer kennen. Sie stellte lachend fest, dass wir in unserer Turnkleidung allesamt aussehen, als wären wir aus einem Bild ihres Vaters gefallen.

Die bunten Leggins sind mittlerweile fast mein Markenzeichen geworden, obwohl mich Doris Mersits in den ersten Folgen richtiggehend dazu überreden musste. Ich habe bis dahin nicht eine einzige davon besessen.

Generell gilt mein Dank allen prominenten Gästen und Hobbysportlern, die bis jetzt mit mir vor der Kamera standen. Was im Fernsehen als interessanter Hintergrund zur Geltung kommt, ist manchmal ein Kompromiss zwischen Kultur und Turnen. Auf 10 Quadratmetern vor dem Haifischbecken im Haus des Meeres sportlich aktiv zu sein ist eine ebenso große Herausforderung wie die orkanartigen Windböen am Steg des Neusiedler Sees. Zum Glück sind Kameramann Martin Piro und Tontechniker Walter Taraba als erfahrene Sportberichterstatter an Extremsituationen gewöhnt. Unsere Diskussionen beschränken sich meist darauf, auf welcher Seite das Sackerl mit dem Akku des Mikros hängt, und ob wir bei den Übungen mehr stehen als liegen, um schönere Bilder der Umgebung zu bekommen. Ich wiederum kämpfe um jeden Zentimeter, den ich meinem Flipchart mit den Übungen näher sein darf, während Doris Mersits die interessantesten Schauplätze bestmöglich ins Bild bringen möchte. Alle Teammitglieder haben eben andere Prioritäten, und so ist jede Folge eine neue Herausforderung.

Ich wünsche mir sehr, dass es diese Sendung noch lange geben wird, was nicht zuletzt von der Konsequenz und Treue meiner Mitturner abhängt. Ich bekomme ständig neue Bewegungsinputs, und alles, was ich selbst lerne, möchte ich natürlich sofort weitergeben. Wenn ich so vor mich hinträume, dann fällt mir noch eine lange Liste an potentiellen Drehorten und Wunschkandidaten ein, die ständig anwächst.

Ich möchte mich an dieser Stelle auch bei meinem gesamten Team bedanken, das mit so viel Gefühl an diese Sendung herangeht. Ich bin sehr dankbar dafür, dass mir, vor allem am Anfang, meine Eigenheiten und damit auch meine Würde, gelassen wurden. Keiner hat jemals versucht, meine Sprache oder meine Bewegungen vor der Kamera zu perfektionieren. ORF intern hatten wir von der Chefetage stets vollste Rückendeckung und einen Vertrauensvorschuss, ohne den dieses Projekt niemals hätte realisiert werden können.

Mein Leben hat sich in den letzten eineinhalb Jahren völlig verändert, und ich komme mir vor wie auf einem Überschallflug. Manchmal gelingt es mir dennoch, kurz innezuhalten und durch die vielen Türen zu sehen, die sich geöffnet haben. Oder ich werde gestoppt durch das Lesen eines lieben Briefes, der mein Herz berührt:

... ich, die ich niemals eine Turnhose besessen habe, warte jeden Morgen um 8.30 gespannt auf die Sendung. Wenn ich das Brennholz von draußen hereinhole, dann merke ich, dass es mir viel leichter fällt als früher ...

... es sind nicht nur die Übungen, die mir mein Leben in diesen Tagen leichter machen. Ich freue mich täglich über Ihr Lachen und die netten Gespräche mit den Gästen ...

... mein Arzt glaubt mir gar nicht, wenn ich ihm erzähle, dass ich jetzt jeden Tag eine halbe Stunde turne, und das mit Begeisterung ...

Es ist eine große Chance, die ich durch diese Sendung erhalten habe und ich hoffe, dass ich sie bestmöglich nütze.
Wenn ich in Zukunft das Leben von nur einem Menschen durch Bewegung verändern kann, dann habe ich mein Ziel erreicht. Dieser Vorsatz hat mir durch die schwerste Zeit geholfen und mich motiviert, an der Kreuzung den richtigen Weg zu nehmen. Ich bin glücklich, dass ich heute, so viele Jahre danach, die Möglichkeit bekommen habe, einen kleinen Teil dessen, was mir das Leben geschenkt hat, zurückzugeben. Das ist mehr, als ich je erwartet habe. Vielen Dank dafür!

Ich freue mich über Ihre Rückmeldung:
heidi.sykora@gmail.com